Breve Biografia

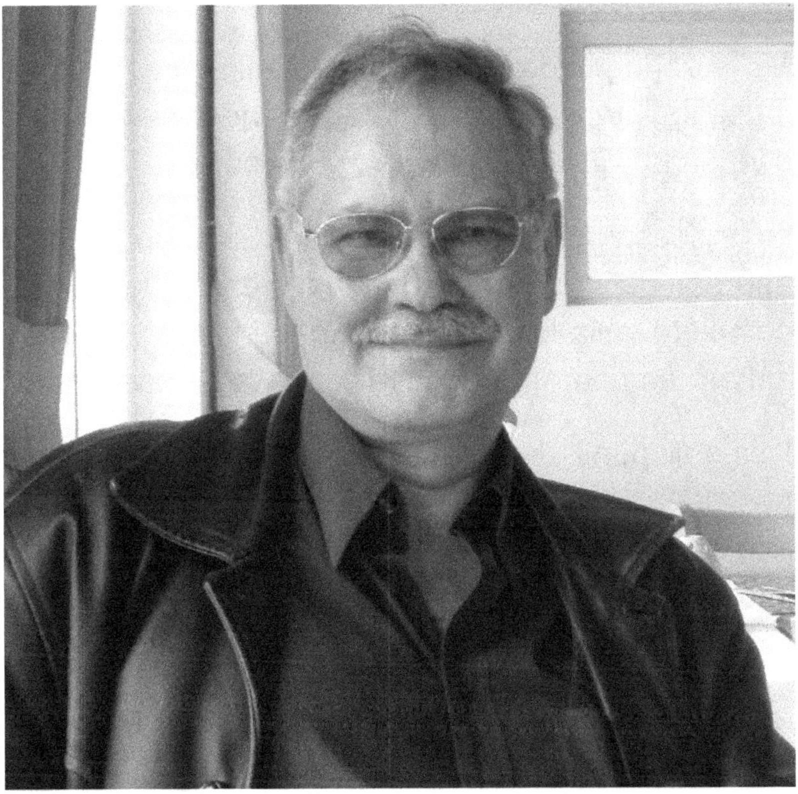

Ciao, sono Peter Klessa Ramazani.

Mi sono formato in Danimarca come massaggiatore. A Copenhagen ho lavorato per diversi anni in una clinica e in una spa.

La riflessologia non è difficile e può essere appresa da chiunque. Ho quindi creato questo libro completo sulla Riflessologia del principale. Il libro li aiuterà a imparare questa arte unica di massaggio.

I singoli punti di riflesso ho disegnato in diverse posizioni, e poi fotografato. Dopo ogni punto è una foto con l'area riflessologia e la posizione del mio dito massaggio. In questo modo è possibile seguire passo dopo passo.

Le zone riflesse dalla testa ai piedi sono costituiti da più di 30 sistemi sulla nostra pelle. Oltre alle zone di riflesso dei piedi, le mani, la lingua e la fronte sono sulla nostra pelle, tra le altre zone riflesse sui polpacci, parte inferiore della gamba, avambraccio, la parte posteriore della testa, il collo, la schiena, i chiodi, il petto, le orecchie , il naso all'interno del dorso nasale, l'iride, e il viso.

In questo libro lo descrivo le zone di riflesso dei piedi, le mani, la lingua e la fine, fotograficamente. Questo libro non è adatto solo per massaggiatori esperti, ma anche per i principianti interessati a La riflessologia.

Se ti piace il mio libro, si prega di scrivere una breve recensione!

Contenuto

Breve Biografia

Contenuto

Iniziazione

Descrizione dei punti riflessi piede sinistro

Descrizione dei punti riflessi piede destro

Descrizione dei punti riflessi mano sinistro

Descrizione dei punti riflessi mano destro

Iniziazione

Il principio di base della riflessologia è determinare i punti sui piedi o altrove sul corpo, che sono collegati direttamente a una posizione specifica nel corpo e. Questi punti sulla nostra pelle sono chiamati punti di riflesso. E 'un po' come l'agopuntura, ma invece di aghi, qui viene applicata una pressione con le dita. Premendo o massaggiare questi punti, è possibile superare o alleviare le debolezze o effetti della malattia in altre parti del corpo. Ci sono, per esempio, più di 7.000 terminazioni nervose in ogni piede, e che spiega perché ti trovi bene, dopo massaggiare i piedi. Massaggiare queste terminazioni nervose provoca una migliore circolazione sanguigna e più energia per la parte del corpo colpita, e il corpo ha modi migliori per guarire se stesso.

È possibile trattare i singoli punti riflessi per raggiungere una certa parte del corpo, o trattare l'intera area al fine di ottenere una migliore salute ed evitare debolezze. Il trattamento delle diverse aree possono trascorrere fino a 20 minuti, e 3-5 volte a settimana per essere ripetuto. Ricordate sempre di bere molta acqua! I primi trattamenti possono causare effetti collaterali nel corpo, come l'odore forte di urina, escrementi fetide e più sottili, e l'odore di sudore può cambiare. Sarete forse più stanco. I trattamenti delle zone riflesse evocano un effetto di pulizia del corpo.

Notare la posizione corretta del pollice o l'indice nelle seguenti immagini!

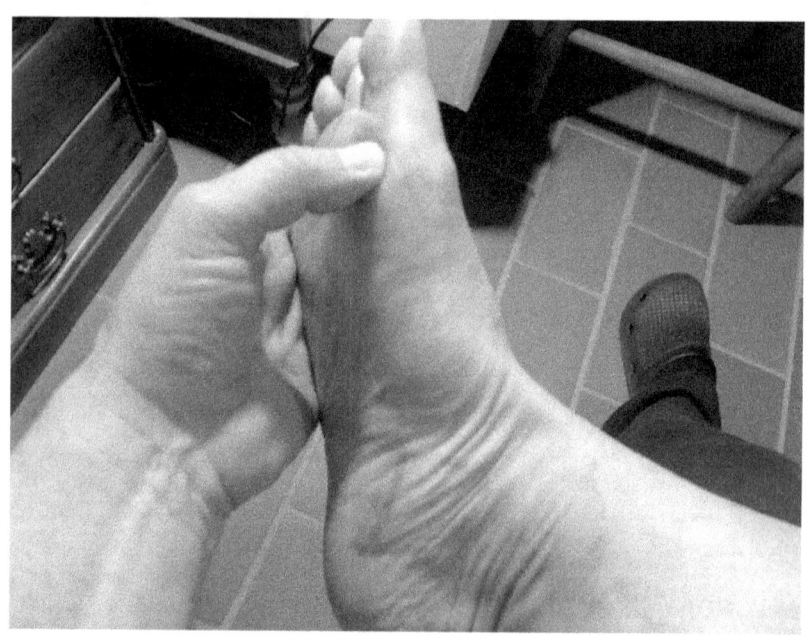

Corretto

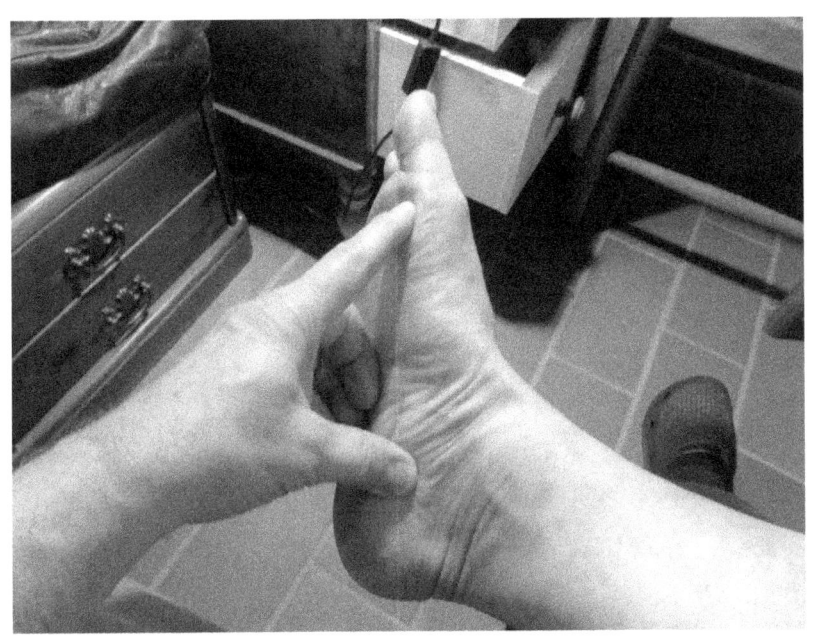

Corretto

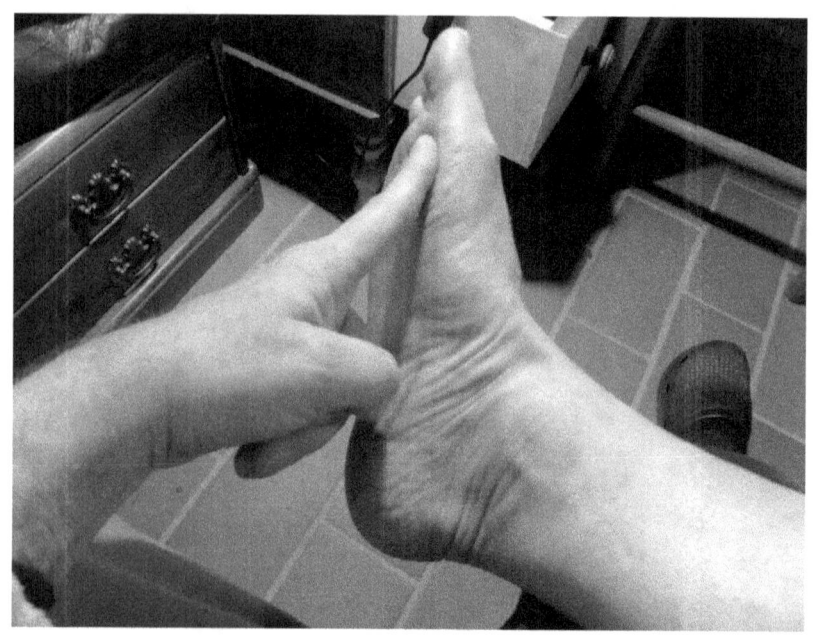

No corretto

Applica una pressione circolare leggera, picchiettando, come se stessi attaccando una puntina da disegno o stringendo una vite. Usa l'estremità o la punta del pollice. Se trovi un punto che causa dolore, per il tuo partner sarà come se tu gli stessi premendo contro dei frammenti di vetro. Questo è il punto riflesso. Le unghie delle tue mani dovrebbero essere corte.

Ho mostrato i punti riflessi secondo la loro posizione approssimata sul piede è mani. Se vuoi essere certo di trovare il punto riflesso che vuoi trattare, puoi allargare l'area intorno al punto riflesso.

Segue la posizione dei punti riflessi sul piede. Successivamente, la posizione dei punti riflessi seguita dalla mano, sulla lingua e sulla fronte.

Descrizione dei punti riflessi piede sinistro

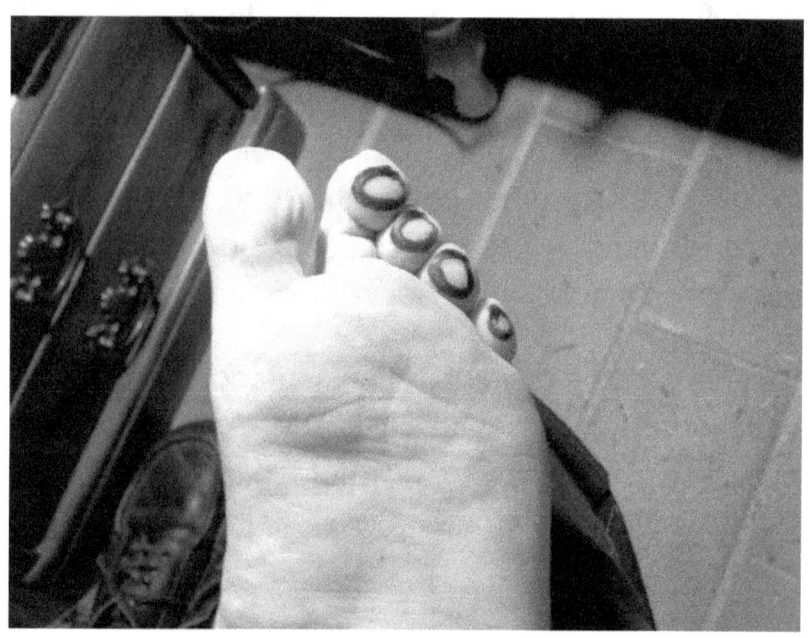

1. Piede sinistro. Punto Reflex per seni e denti.

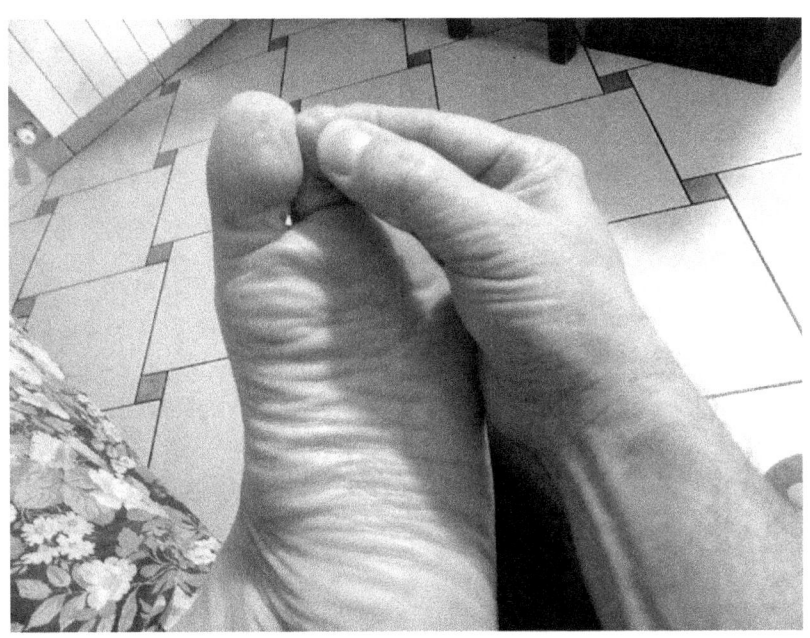

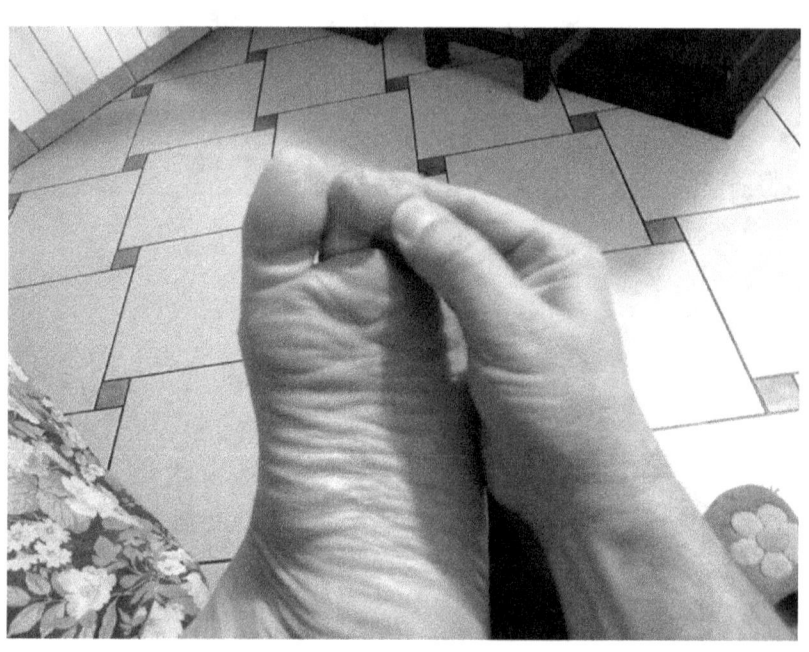

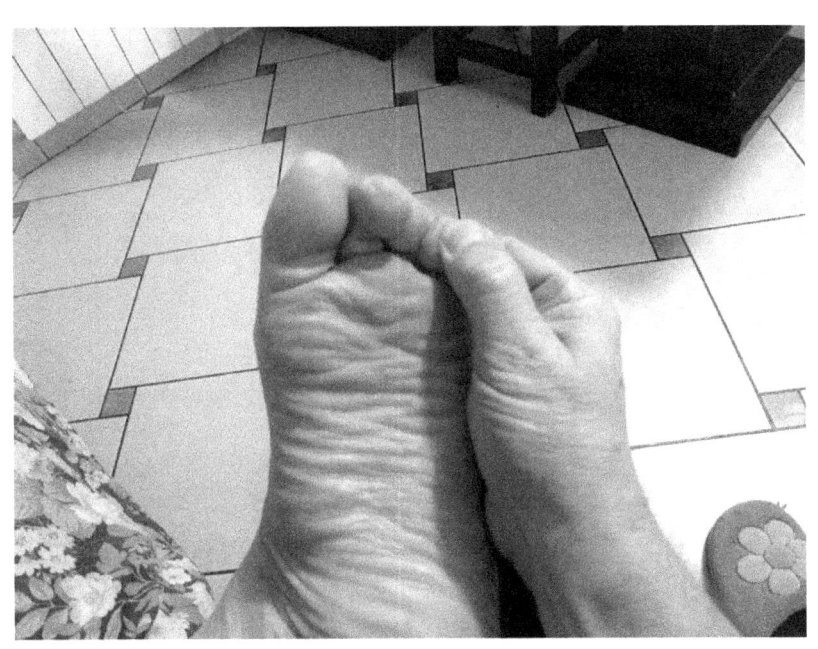

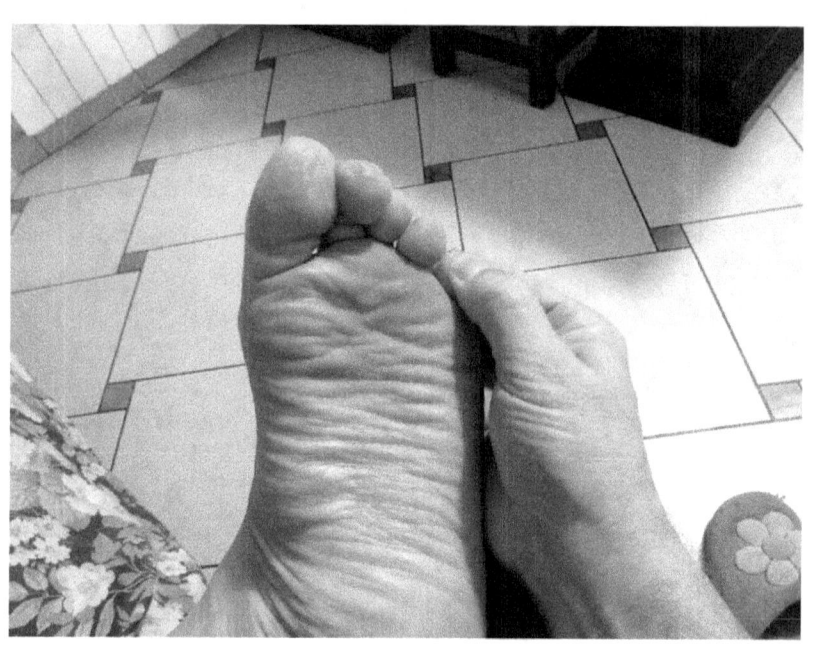

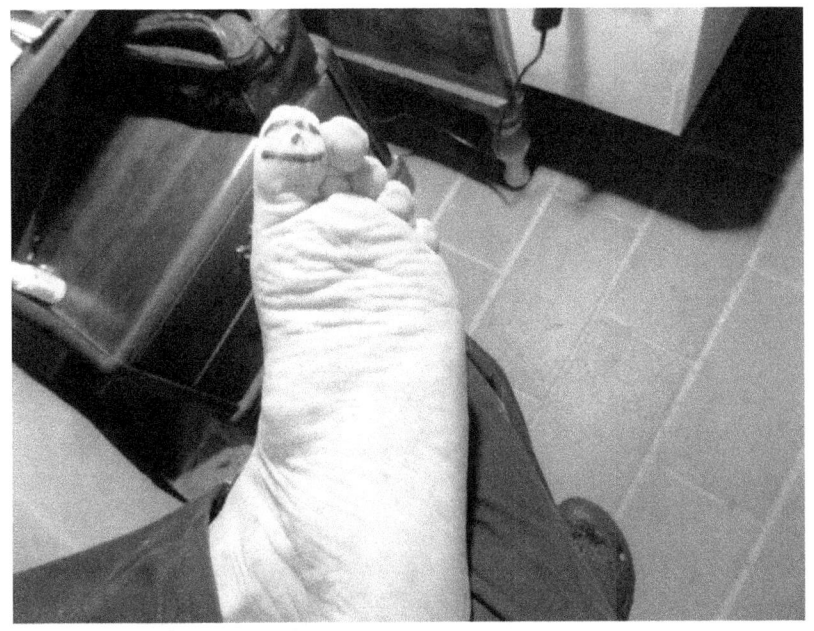

2. Punto Reflex per la grande cervello, cerebrale.

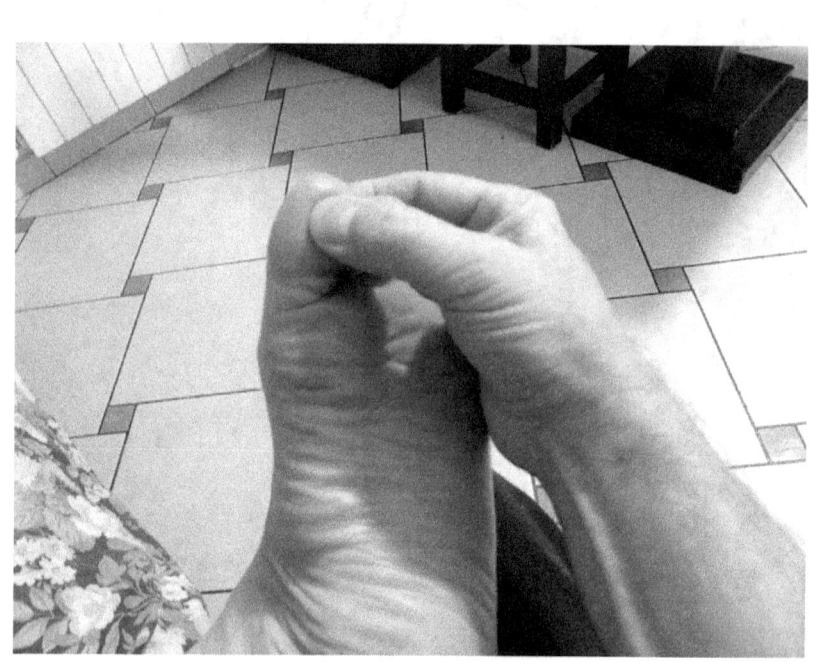

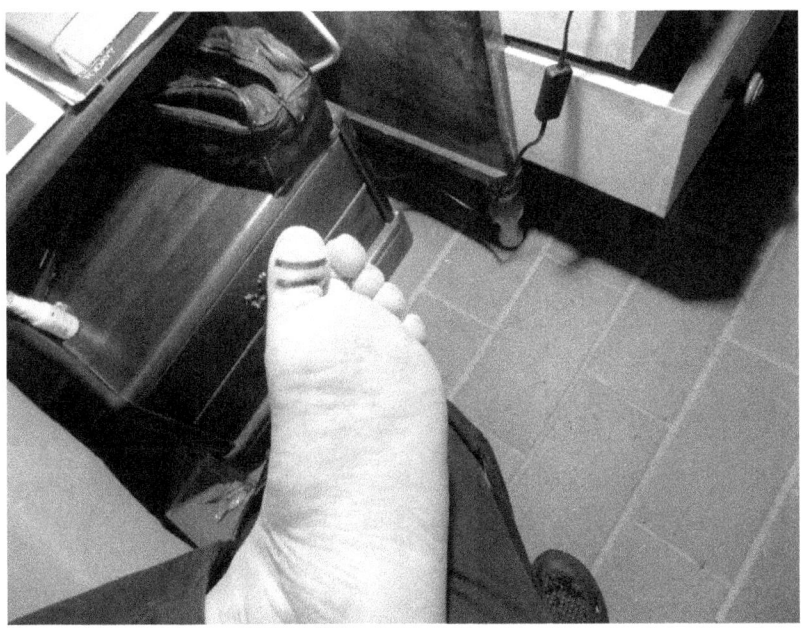

3. Punto Reflex per il piccolo cervello,
cervelletto.

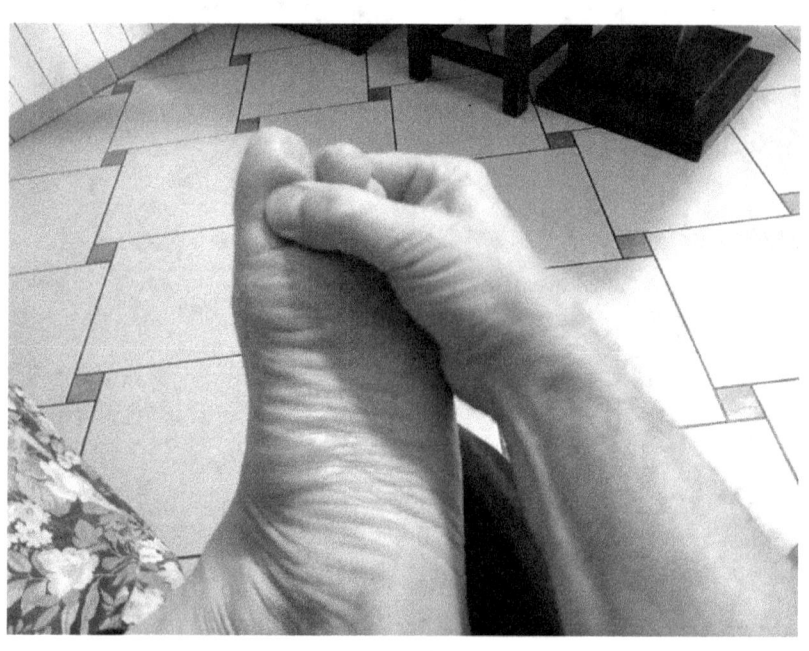

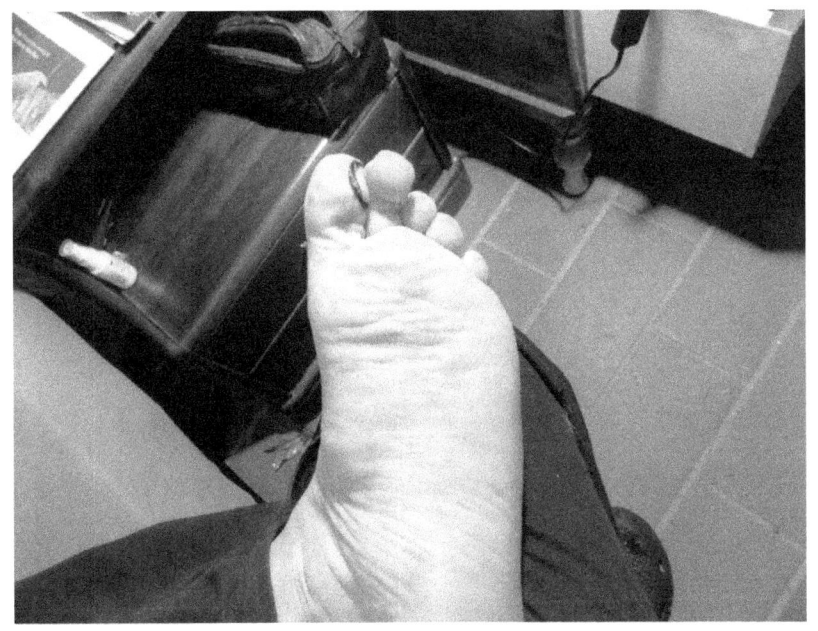

4. Punto Reflex per i templi.

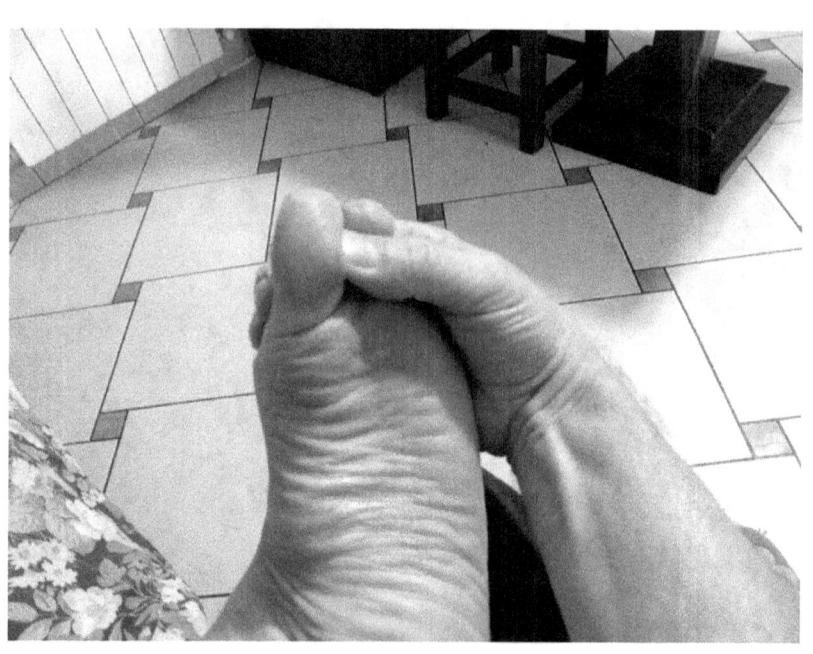

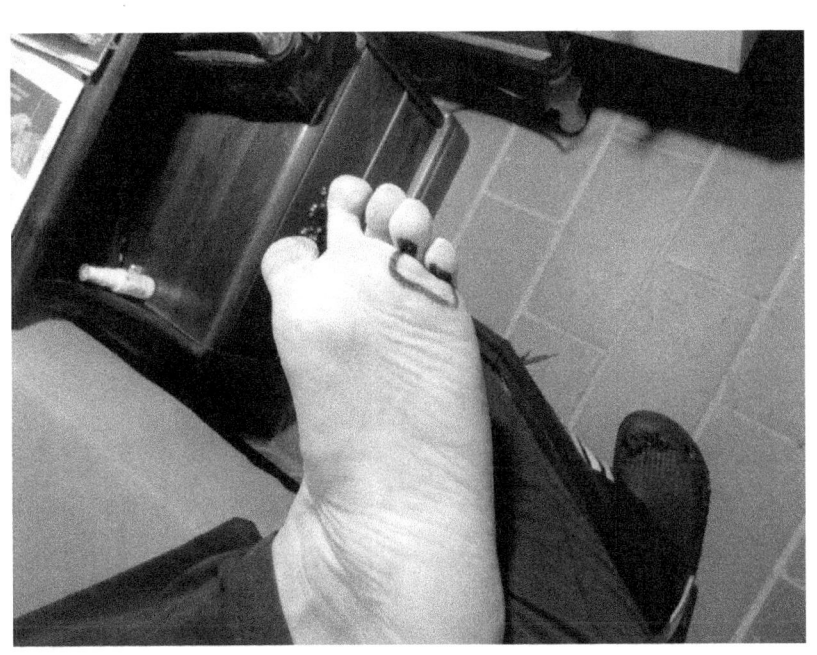

5. Punto Reflex per le orecchie.

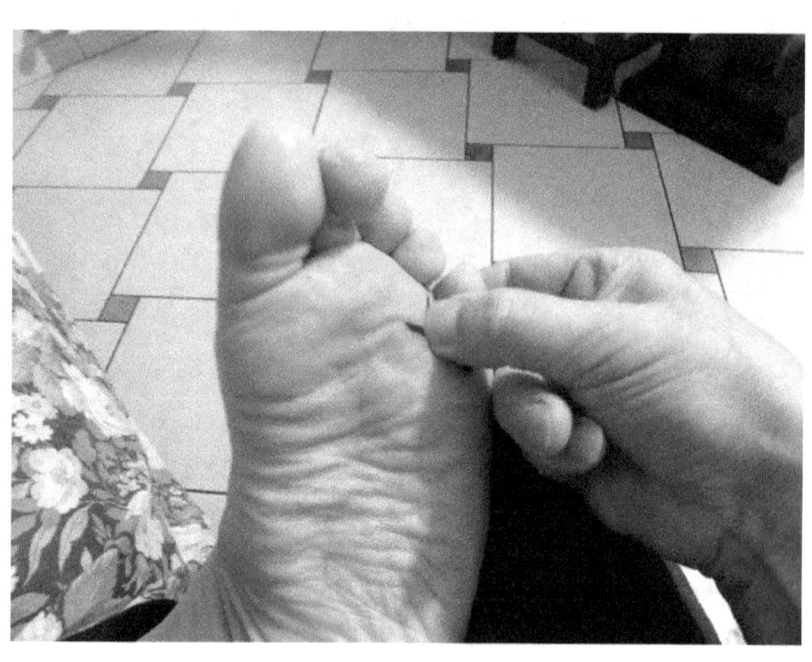

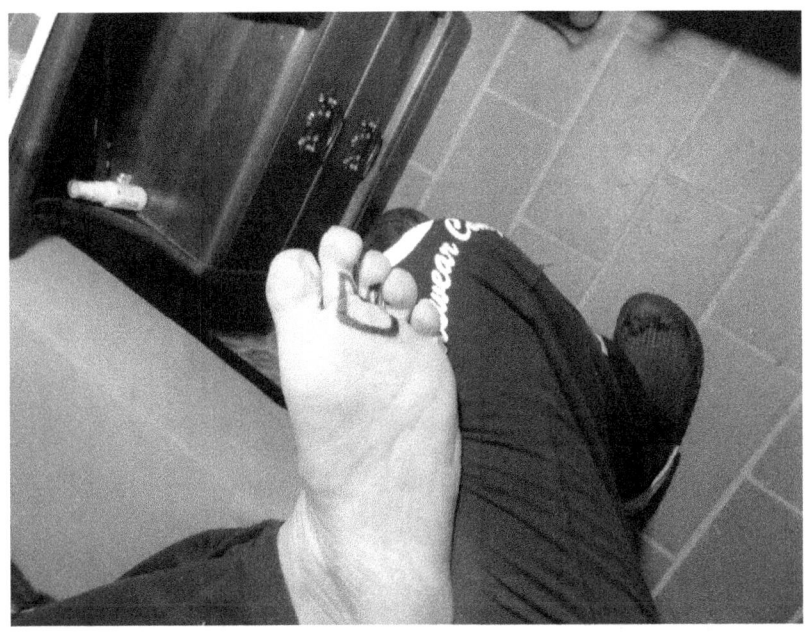

6. Punto Reflex sugli occhi.

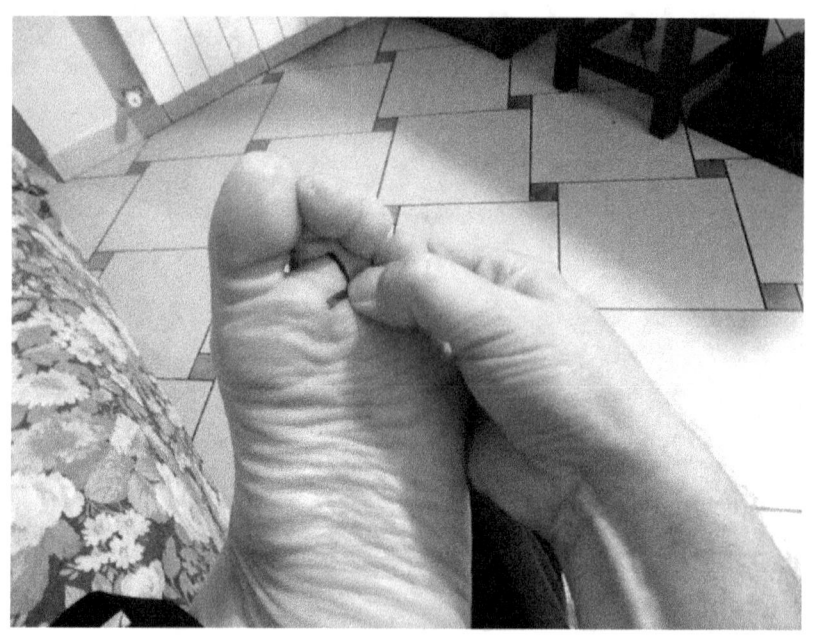

Massaggiare l'intera zona segnata.

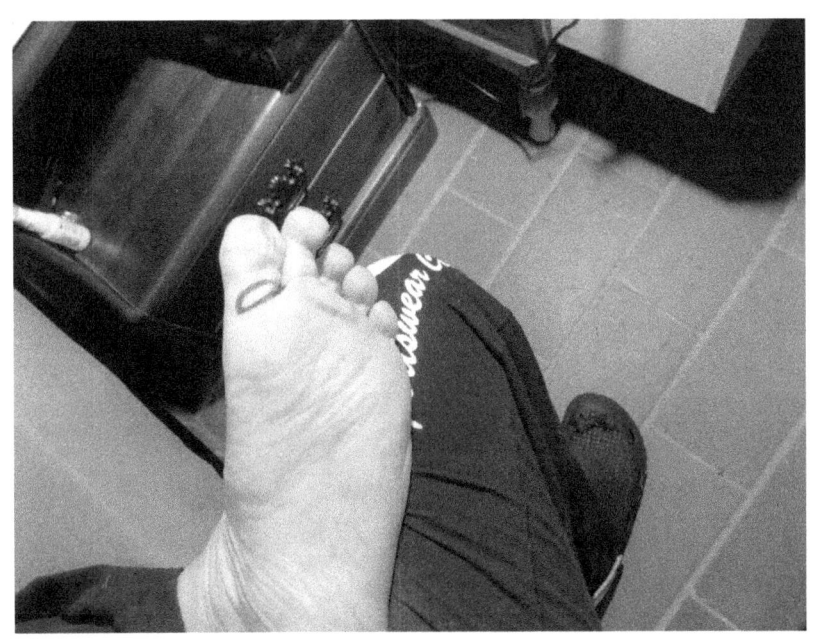

7. Punto Reflex per il collo.

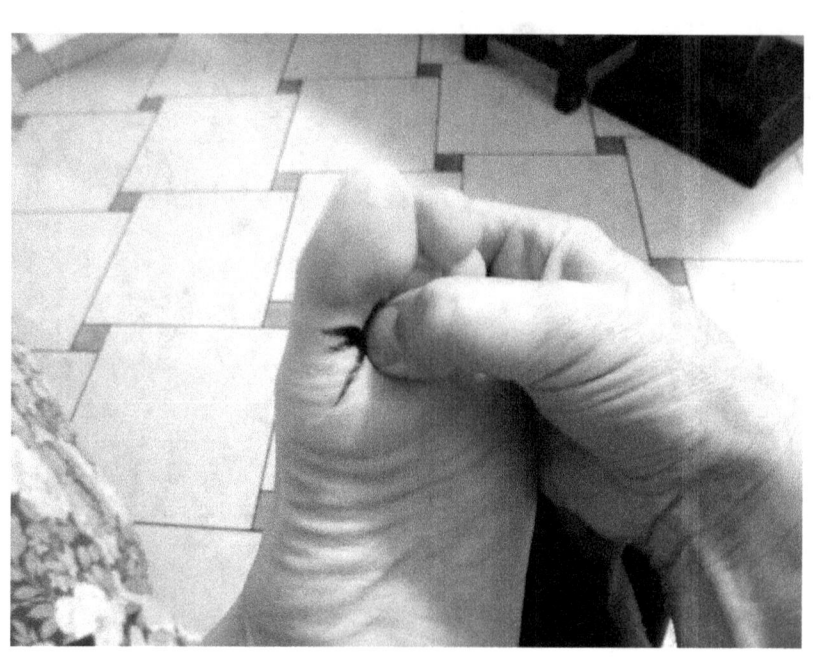

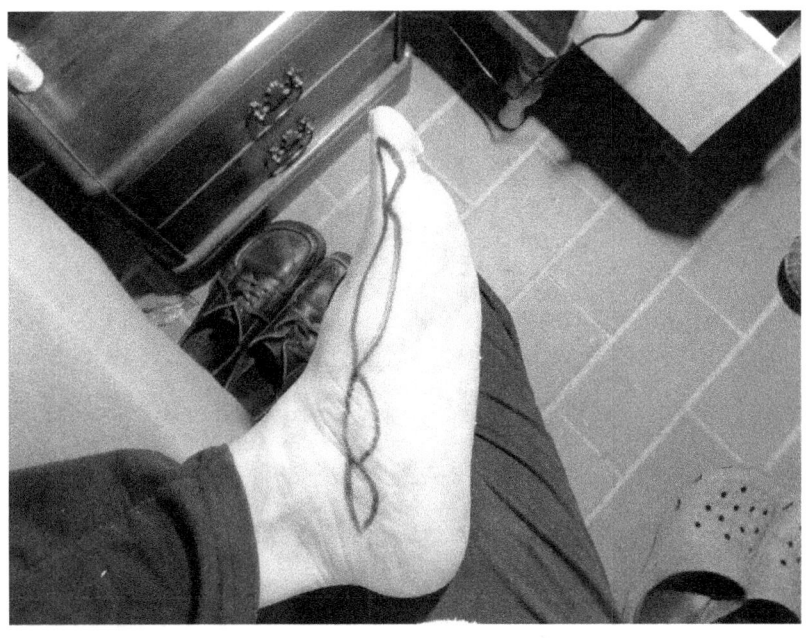

8. Punto Reflex per la colonna vertebrale.
Vertebre cervicali in alto.

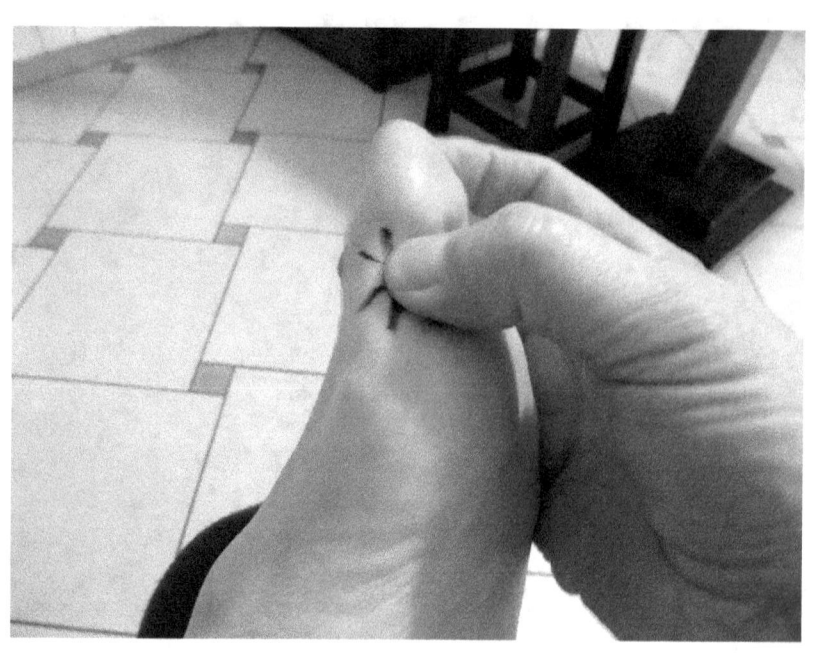

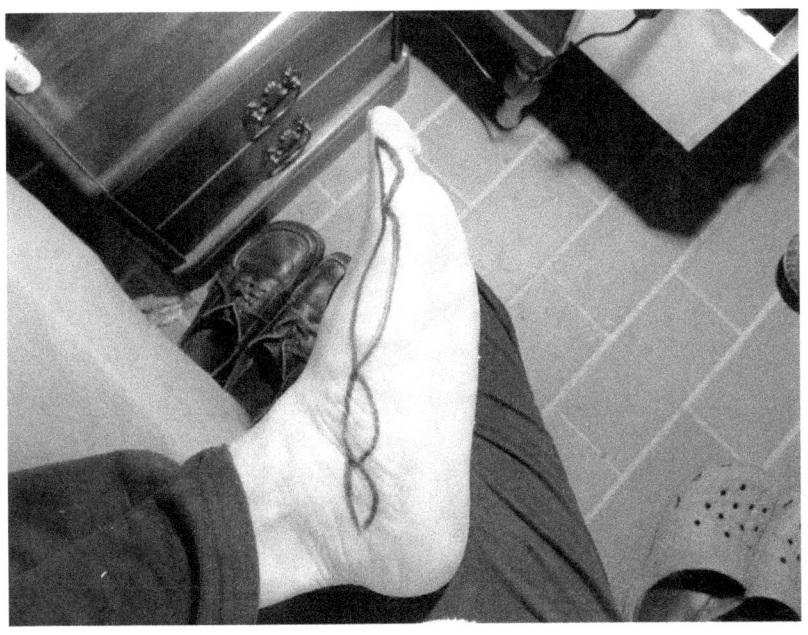

9. Punto Reflex per la colonna vertebrale.
Vertebre toraciche è no. 2 dall'alto.

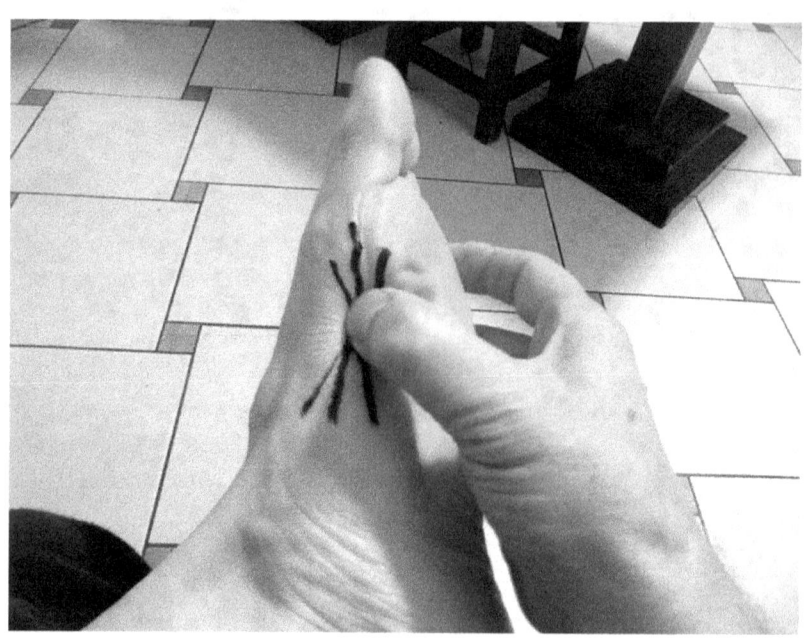

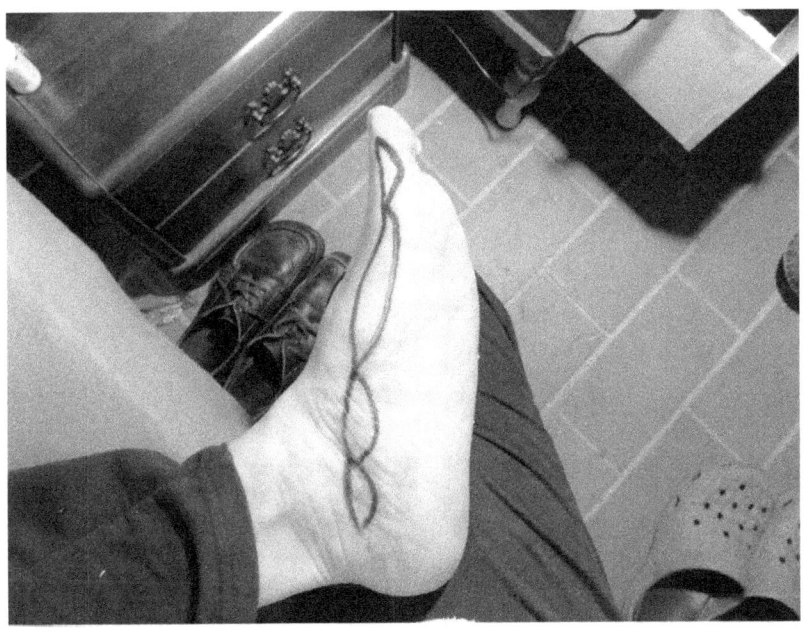

10. Punto Reflex per la colonna vertebrale.
vertebre lombari è no. 3 dall'alto.

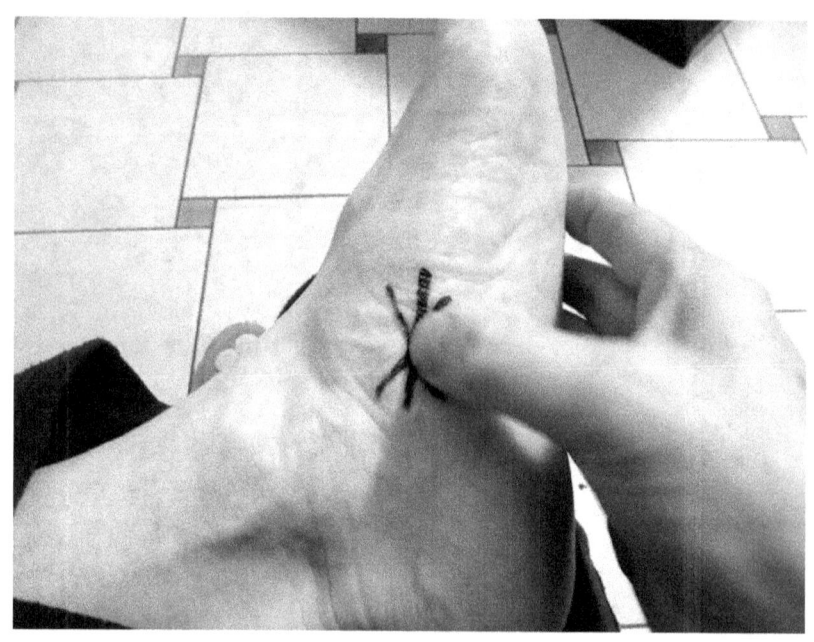

Massaggiare l'intera zona segnata.

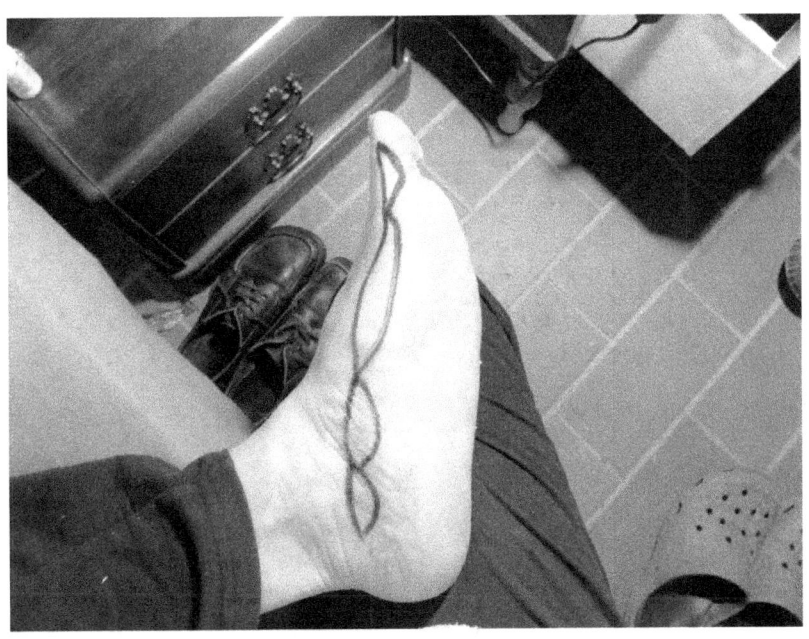

11. Punto Reflex per la colonna vertebrale.
Coccige è l'area in basso.

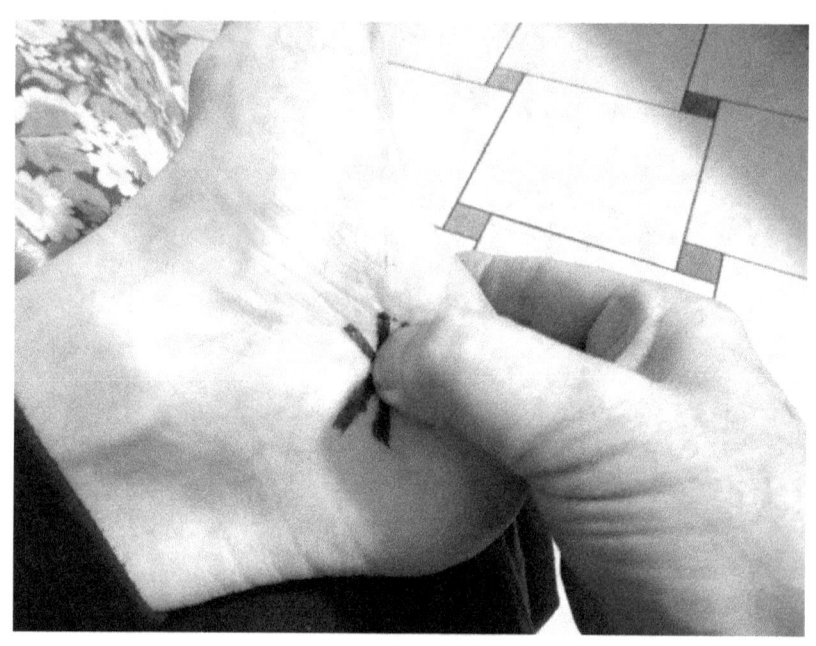

Massaggiare l'intera zona segnata.

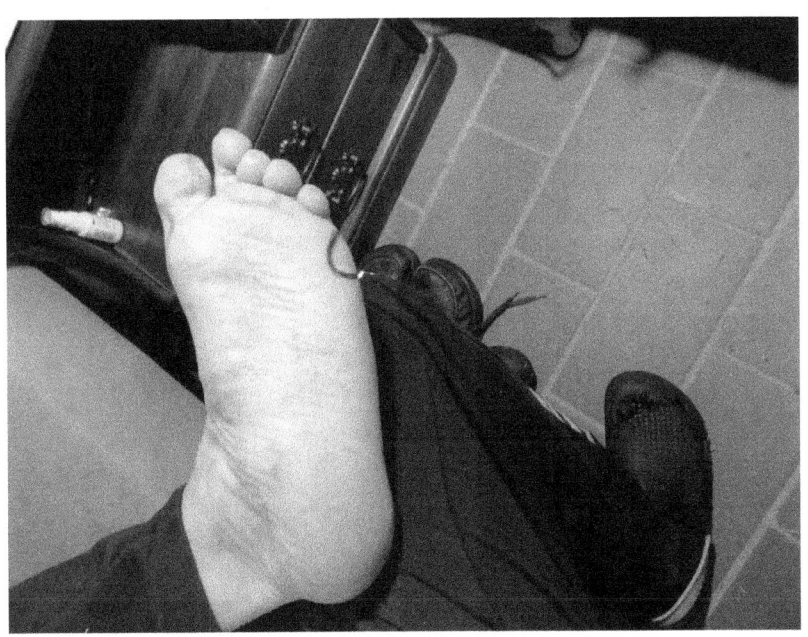

12. Punto riflesso della spalla.

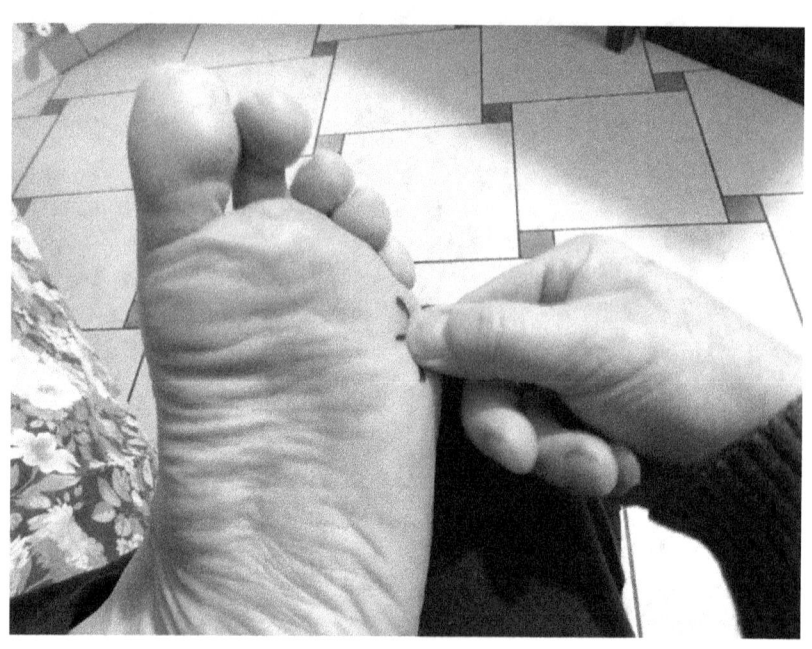

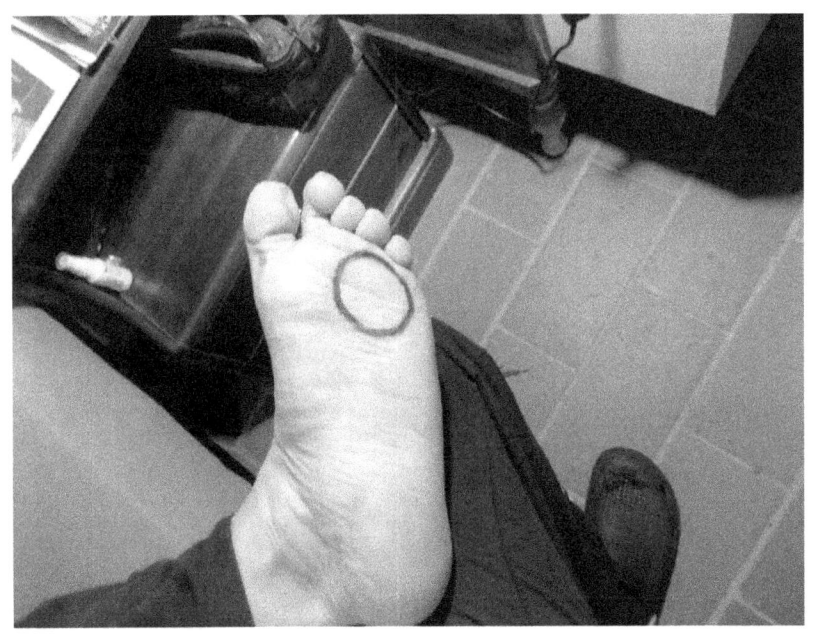

13. Punto Reflex per i polmoni e bronchi.

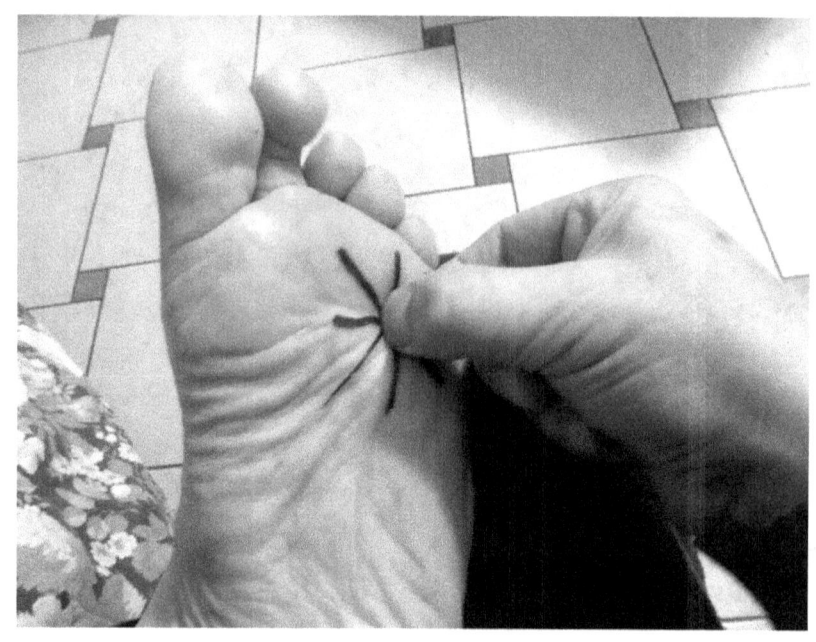

Massaggiare l'intera zona segnata.

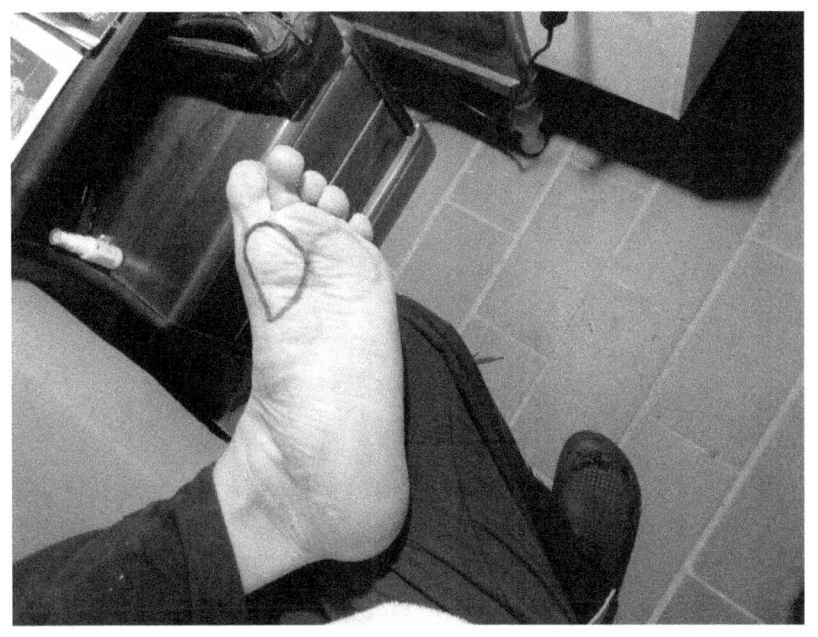

14. Punto Reflex per la tiroide.

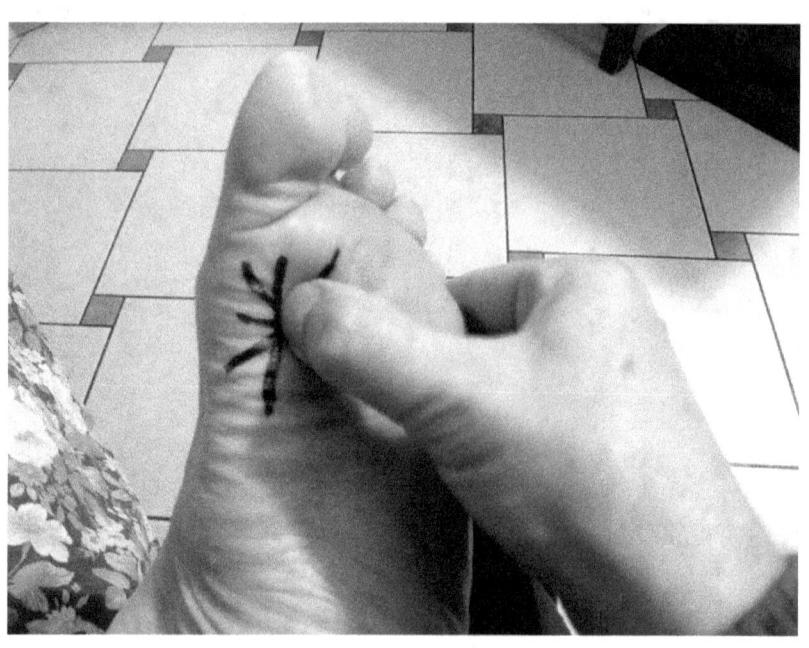

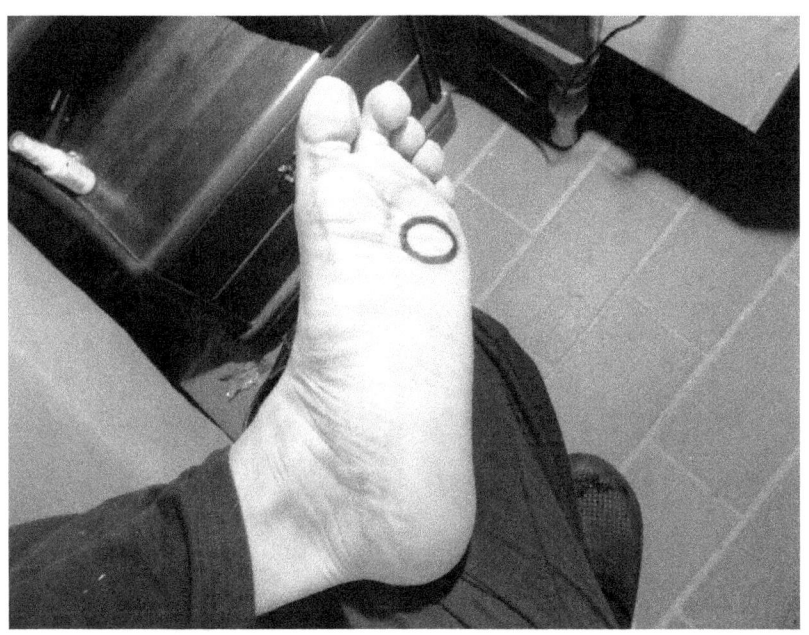

15. Punto Reflex per il cuore.

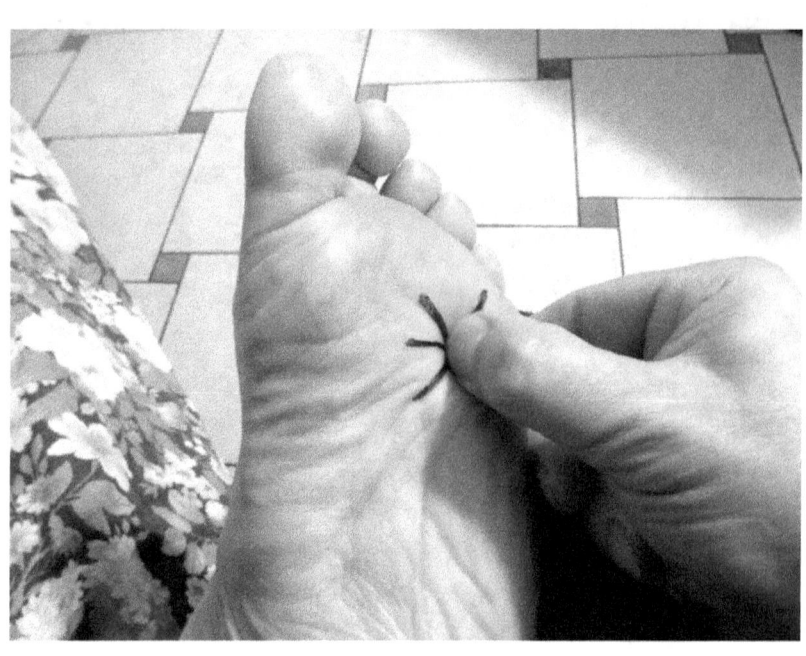

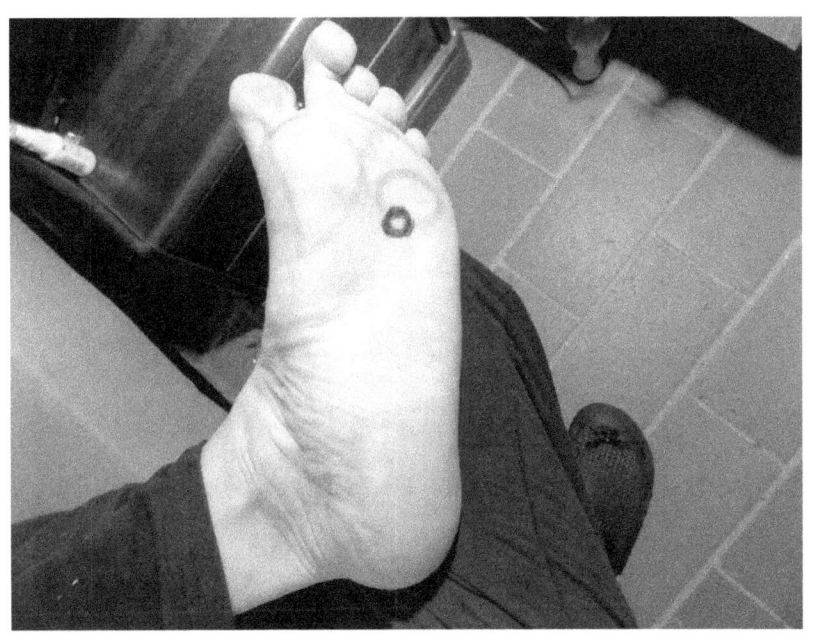

16. Punto Reflex per il plesso solare.

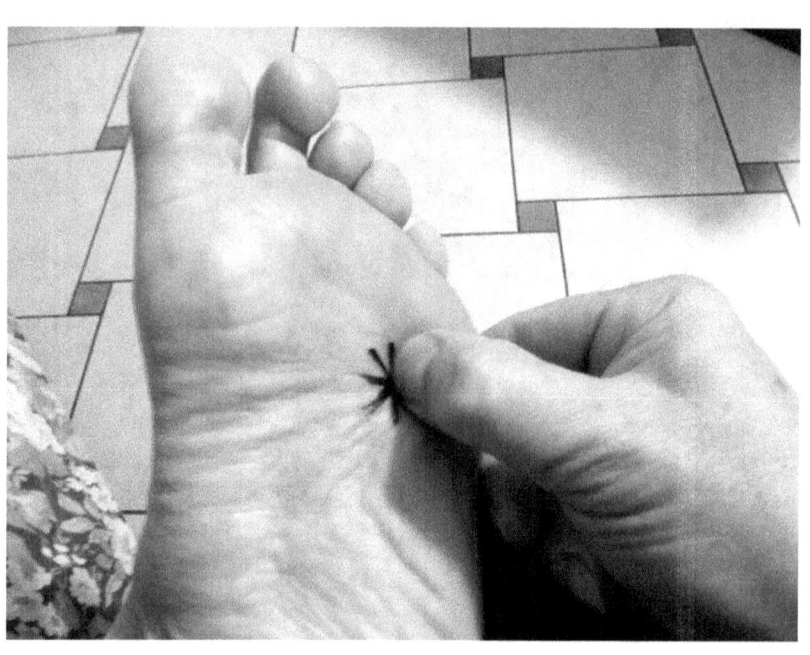

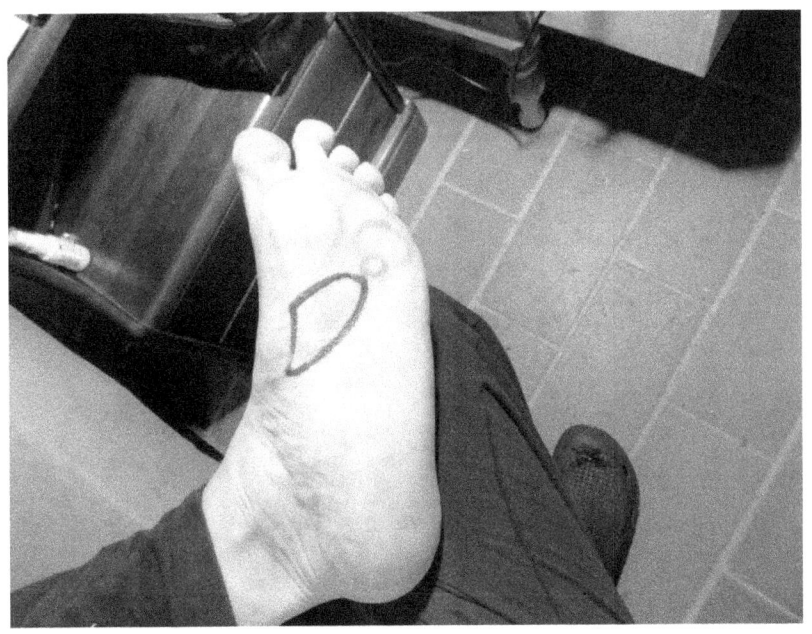

17. Punto Reflex per lo stomaco.

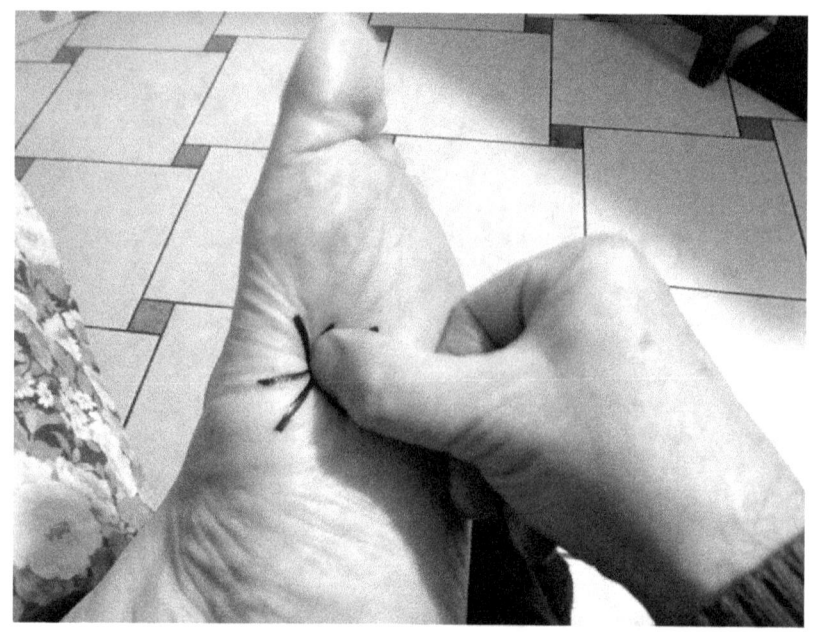

Massaggiare l'intera zona segnata.

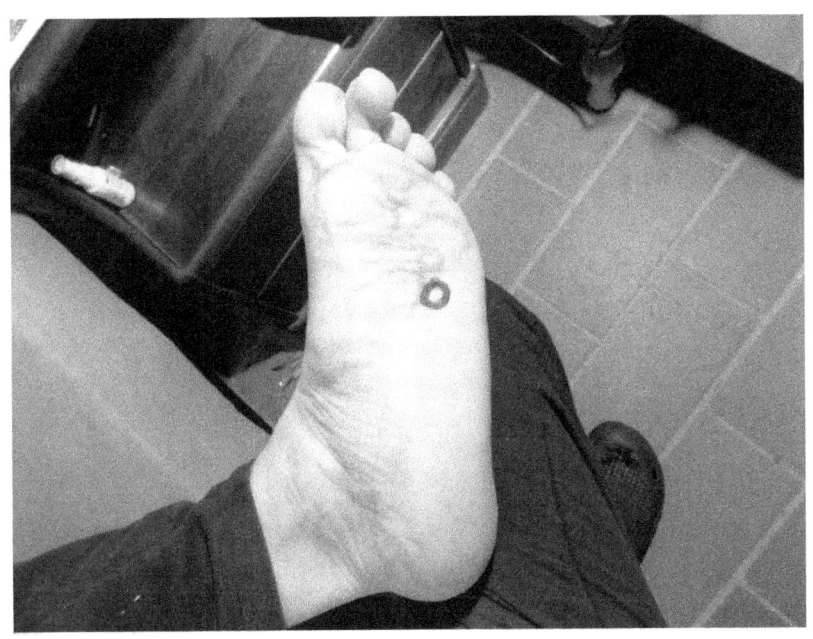

18. Punto Reflex per le ghiandole surrenali.

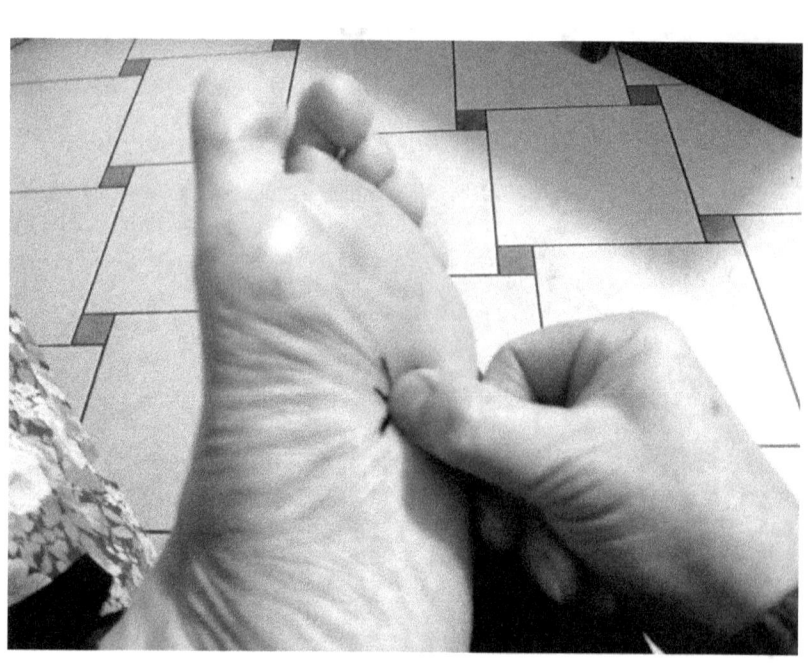

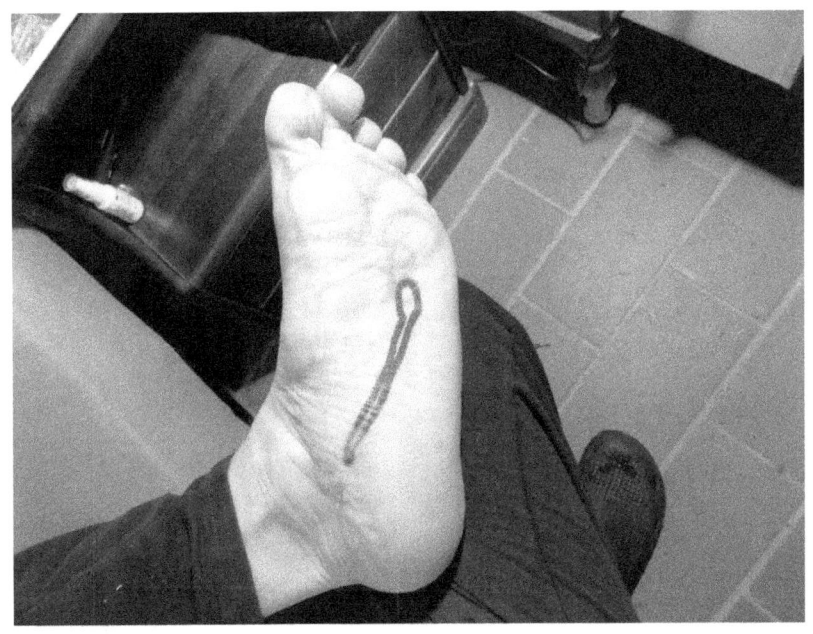

19. Punto Reflex per i reni, la zona intorno
alla parte superiore.

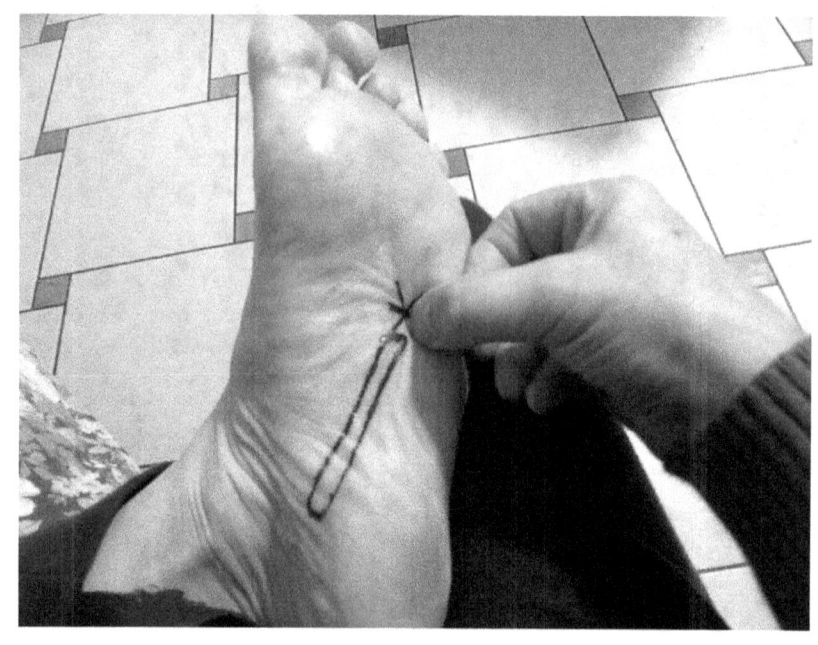

Massaggiare la zona segnata superiore.

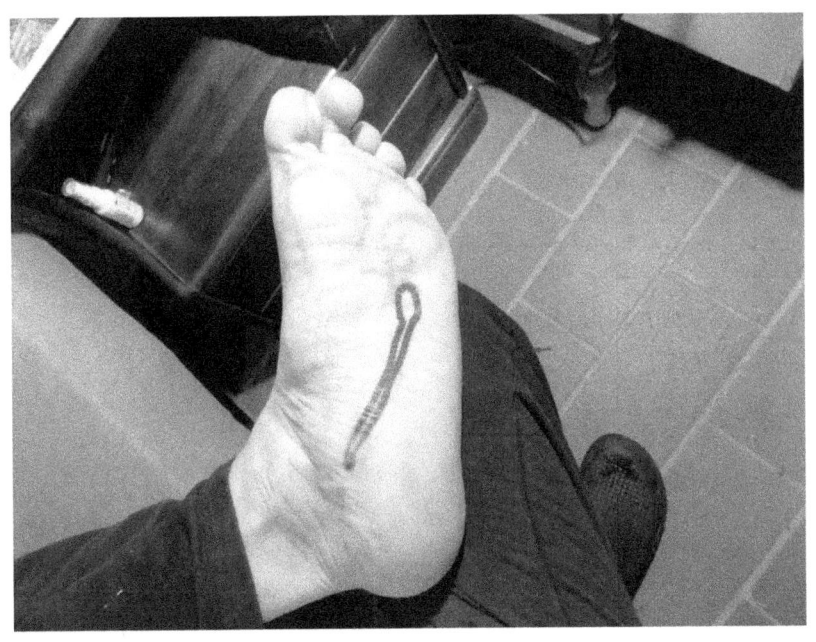

20. Punto Reflex per dell'uretere, la zona allungata in basso.

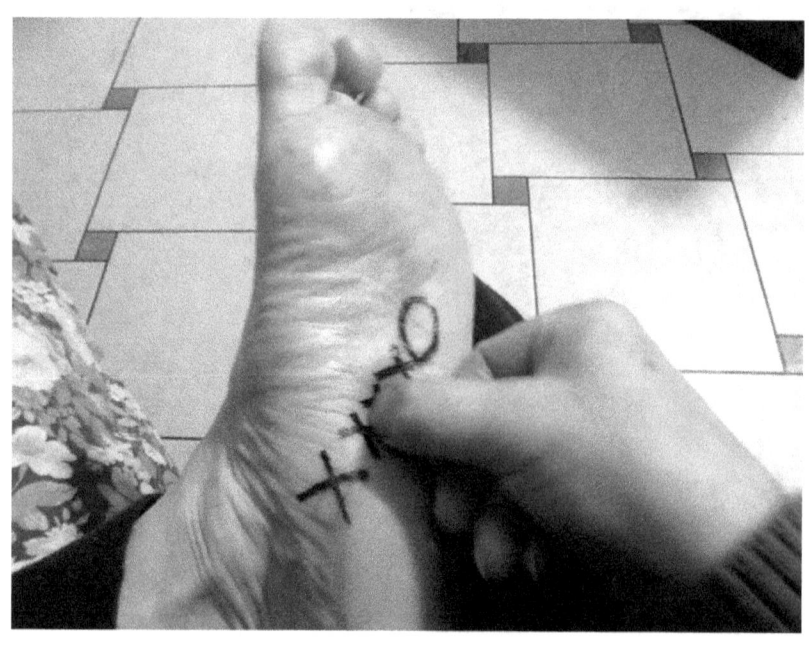

Massaggiare la zona più bassa segnata.

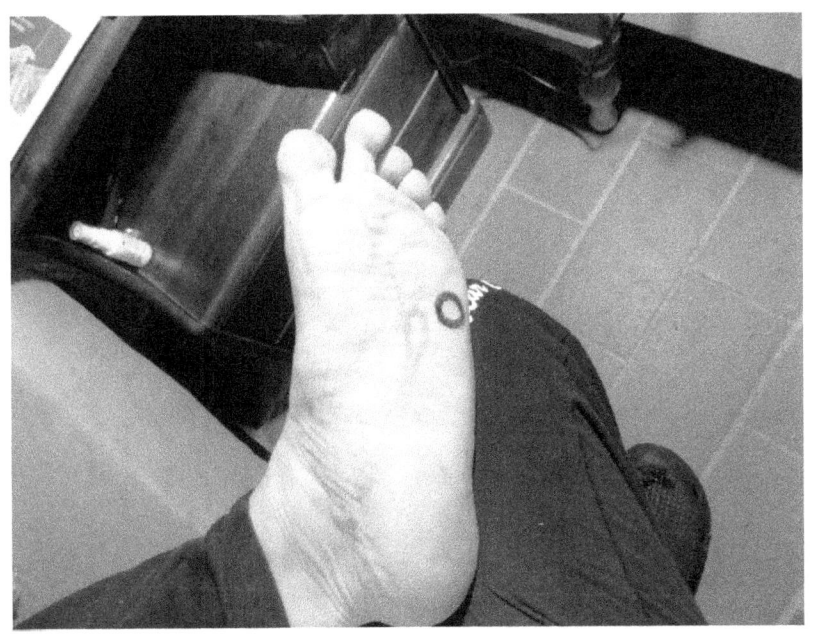

21. Punto Reflex per la milza.

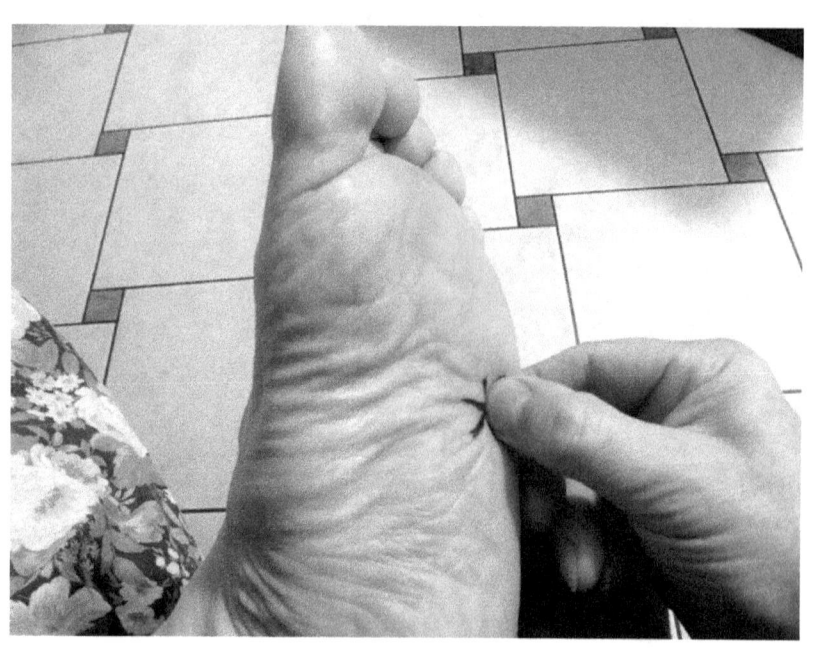

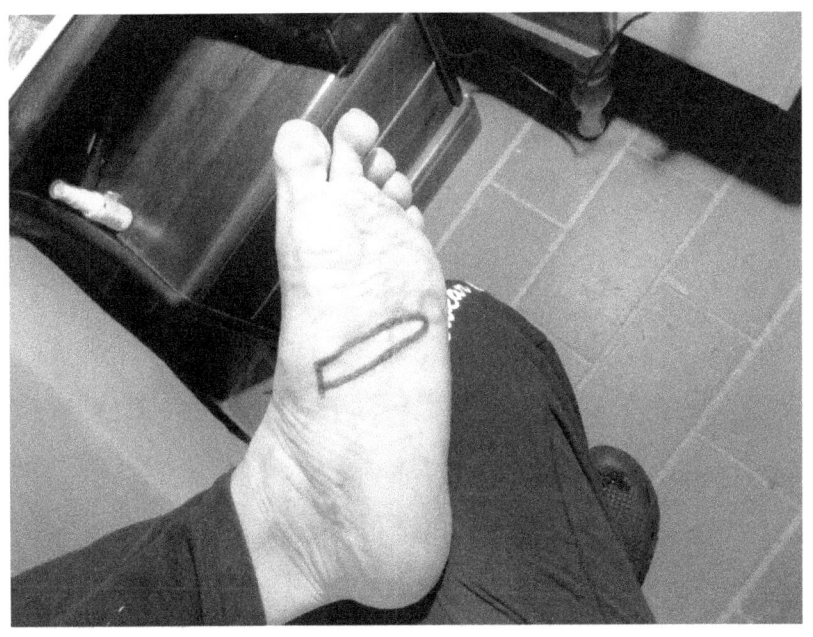

22. Punto Reflex per il pancreas.

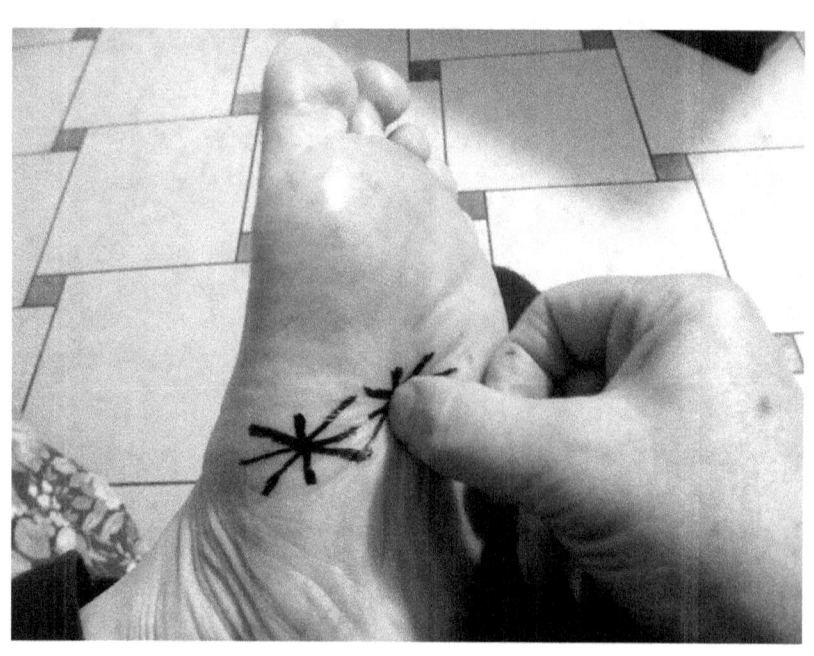

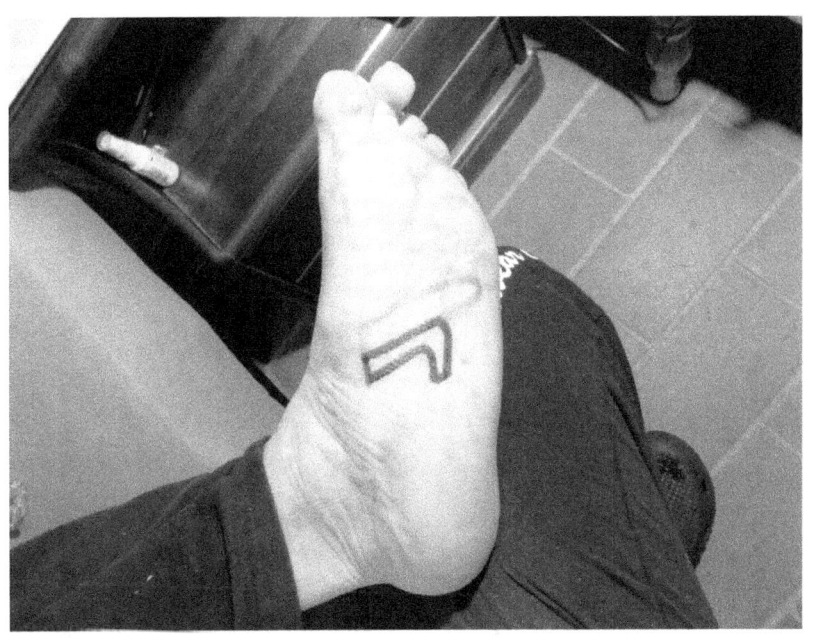

23. Punto Reflex per duodeno.

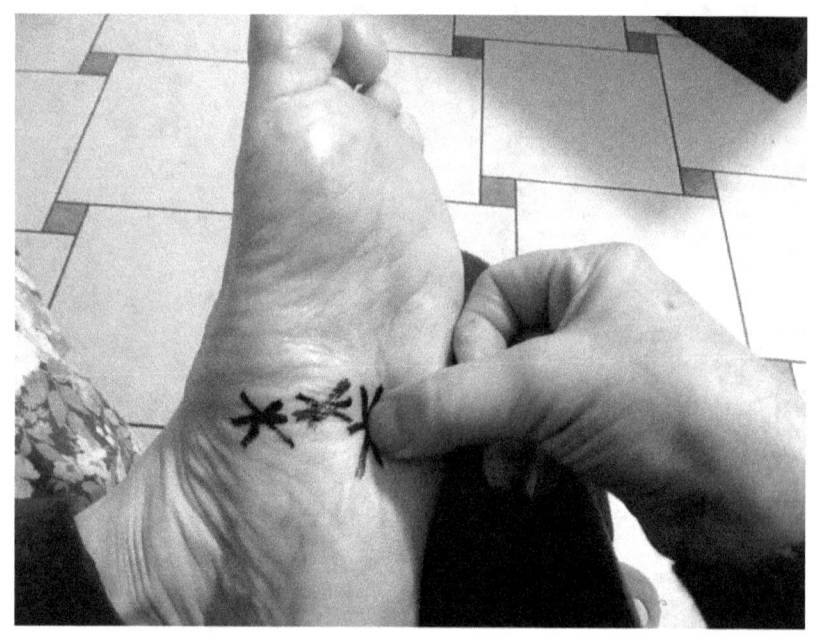

Massaggiare l'intera zona segnata.

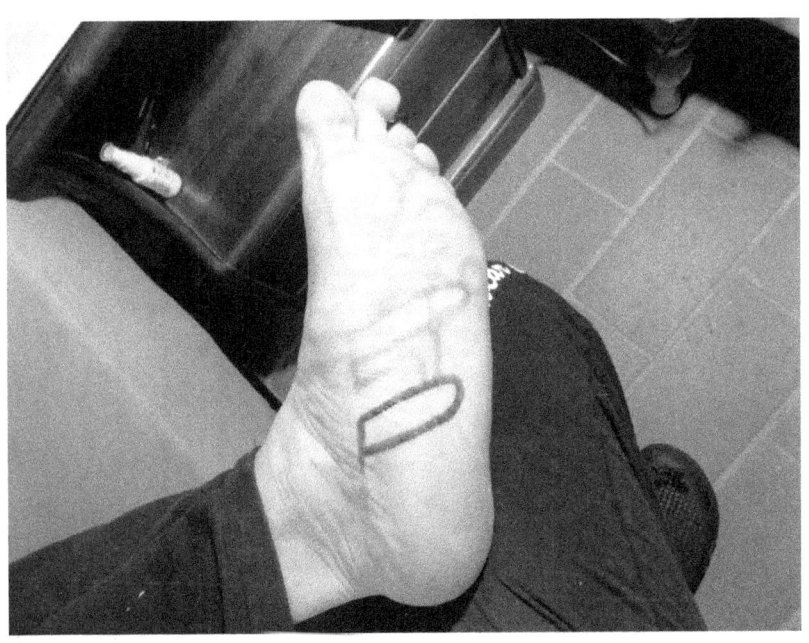

24. Punto Reflex per l'intestino tenue.

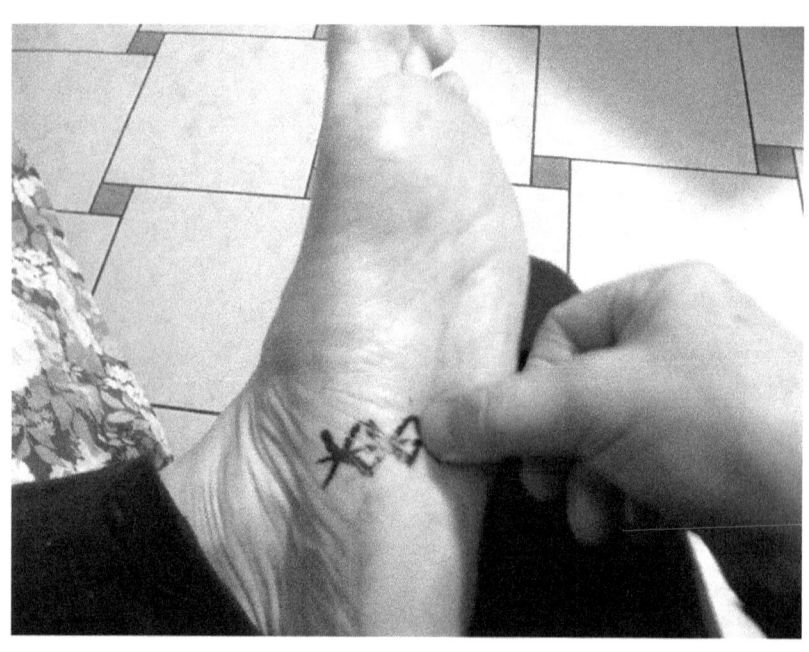

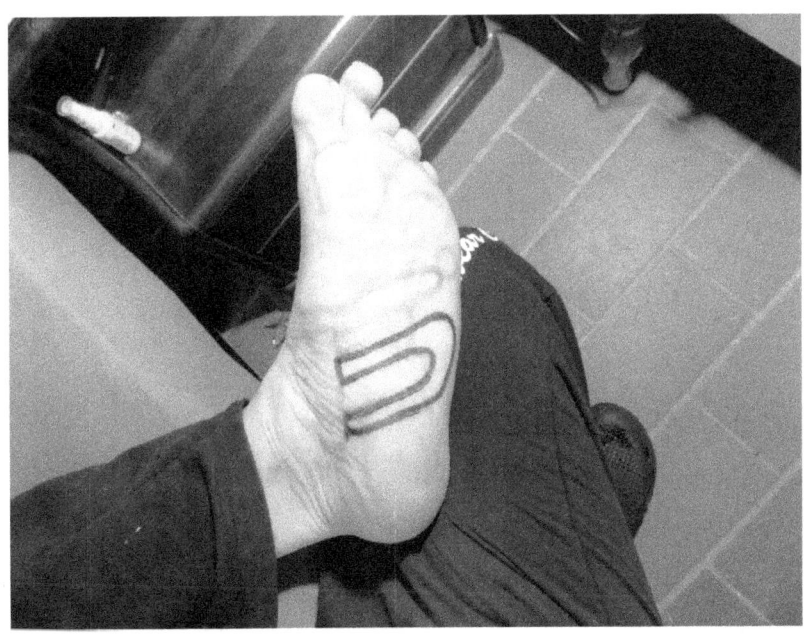

25. Punto Reflex per il colon.

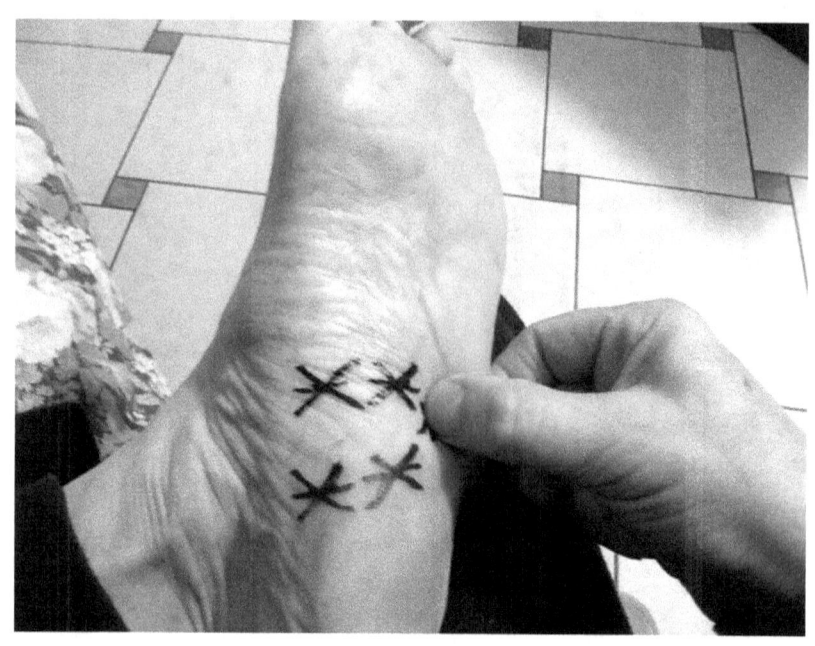

Massaggiare l'intera zona segnata.

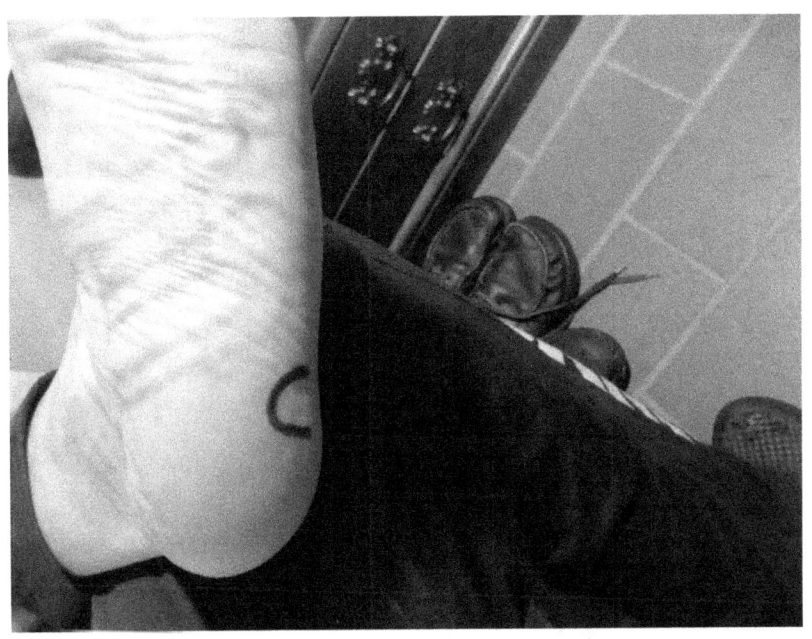

26. Punto Reflex per le ginocchia.

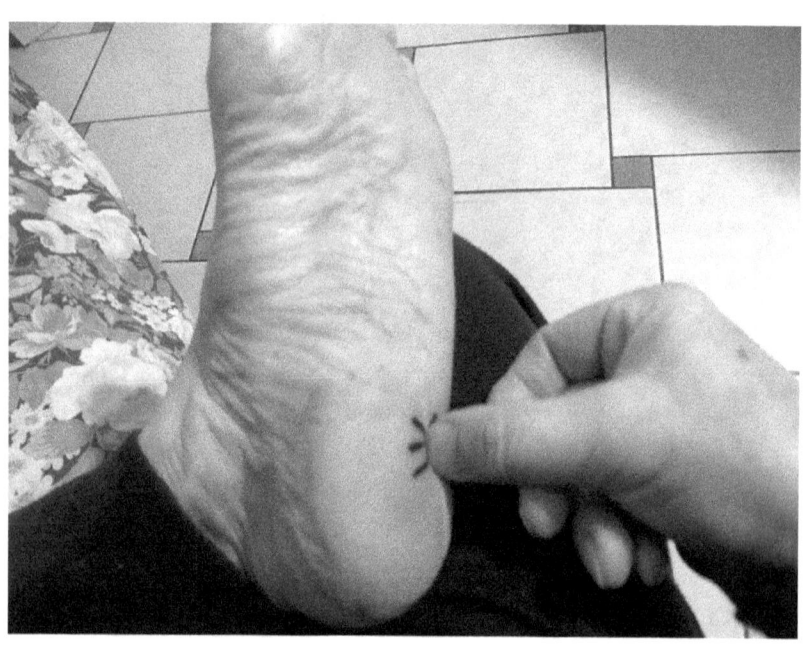

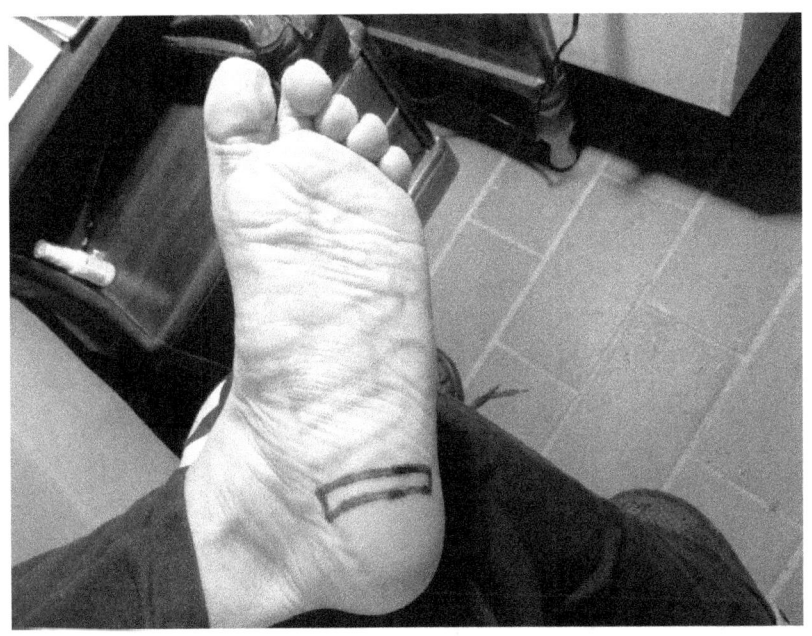

27. Punto Reflex per la sciatica e organi pelvici.

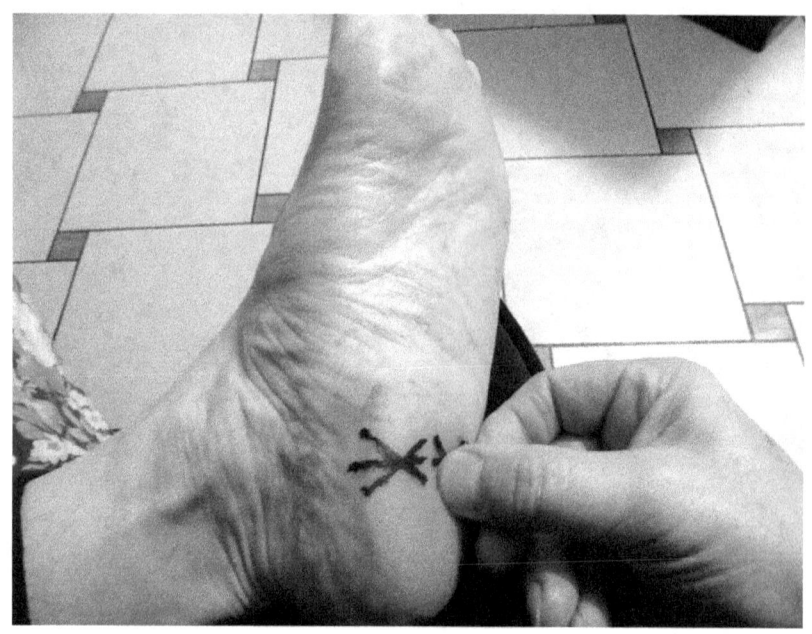

Massaggiare l'intera zona segnata.

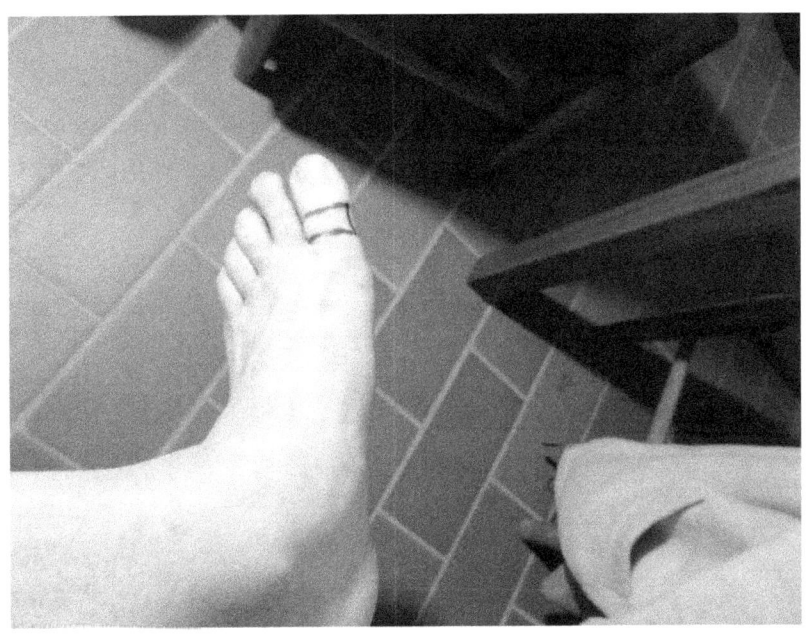

28. Punto Reflex per il naso.

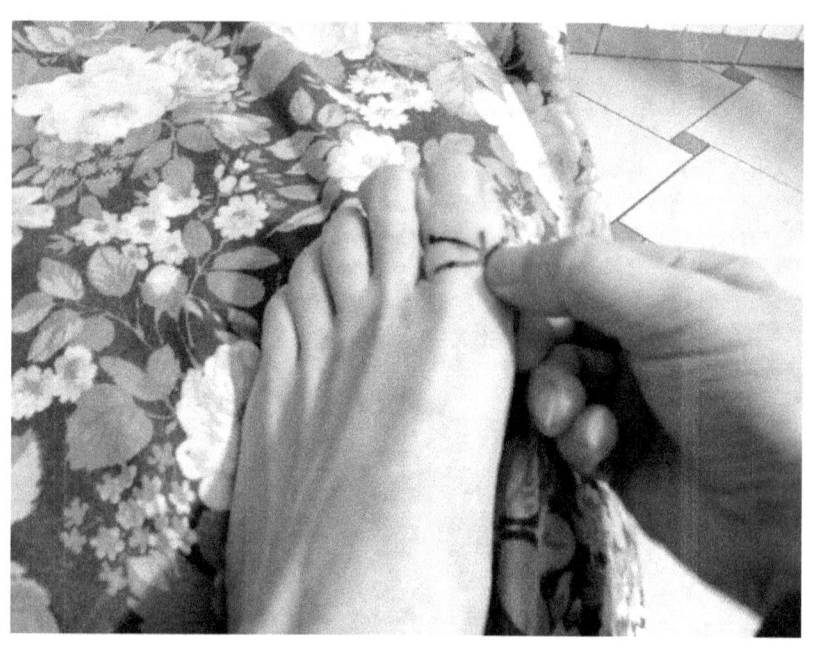

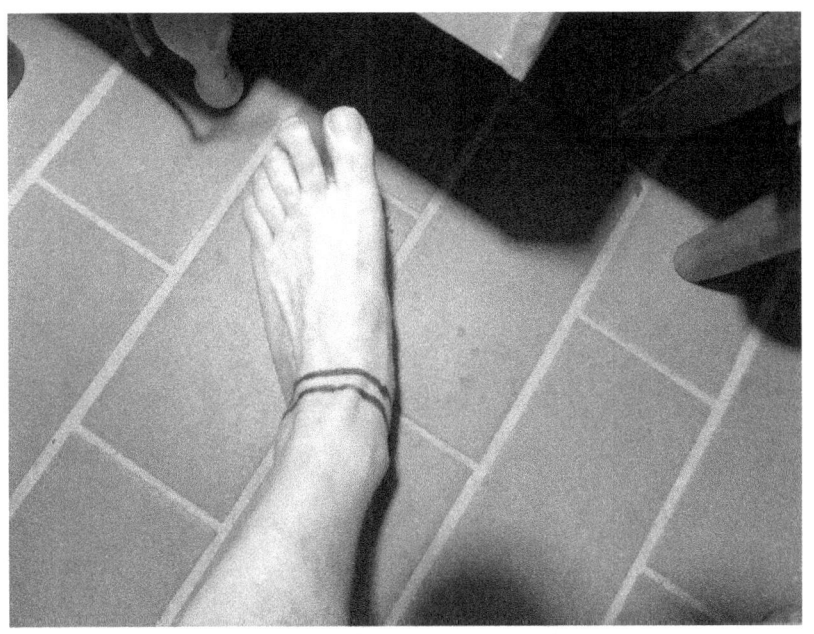

29. Punto Reflex per ovidotto.

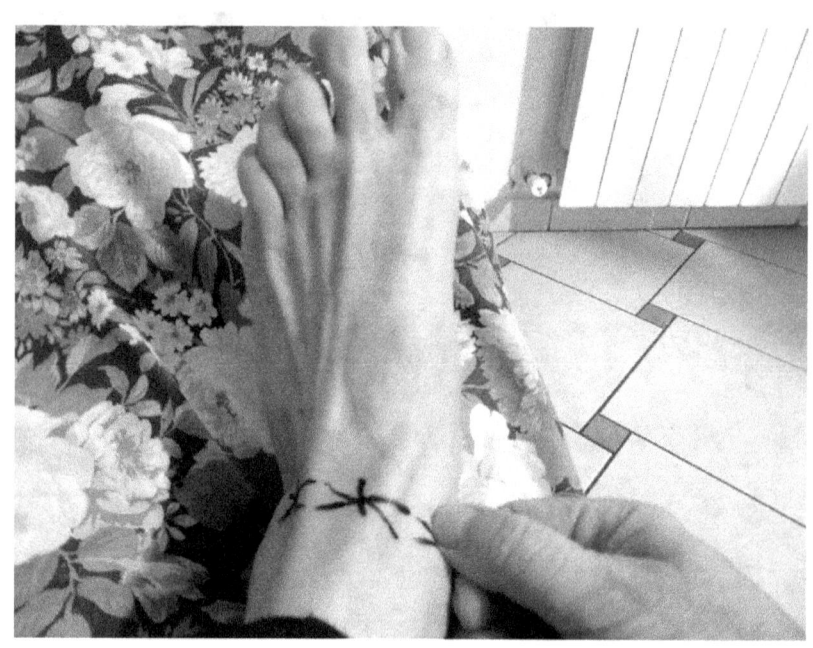

Massaggiare l'intera zona segnata.

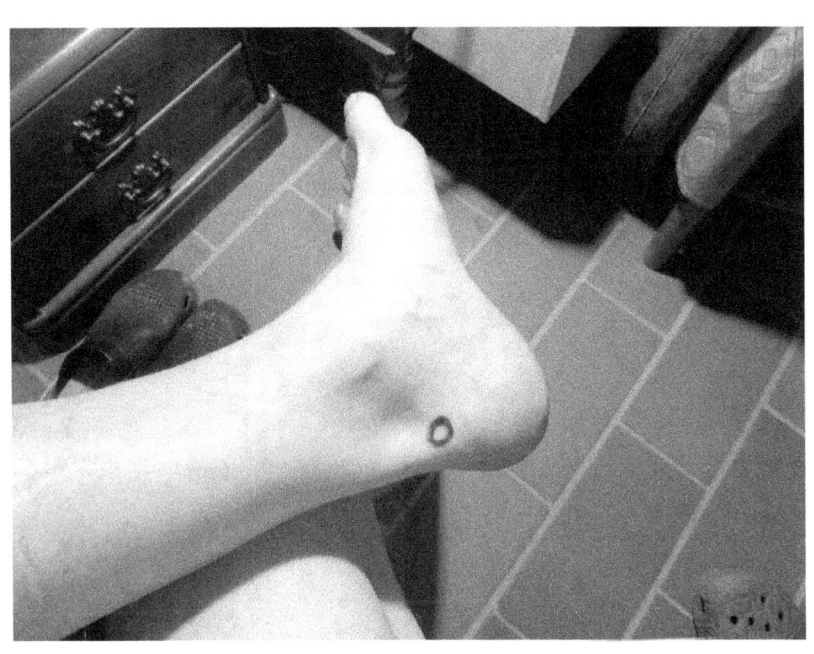

30. Punto Reflex per il retto.

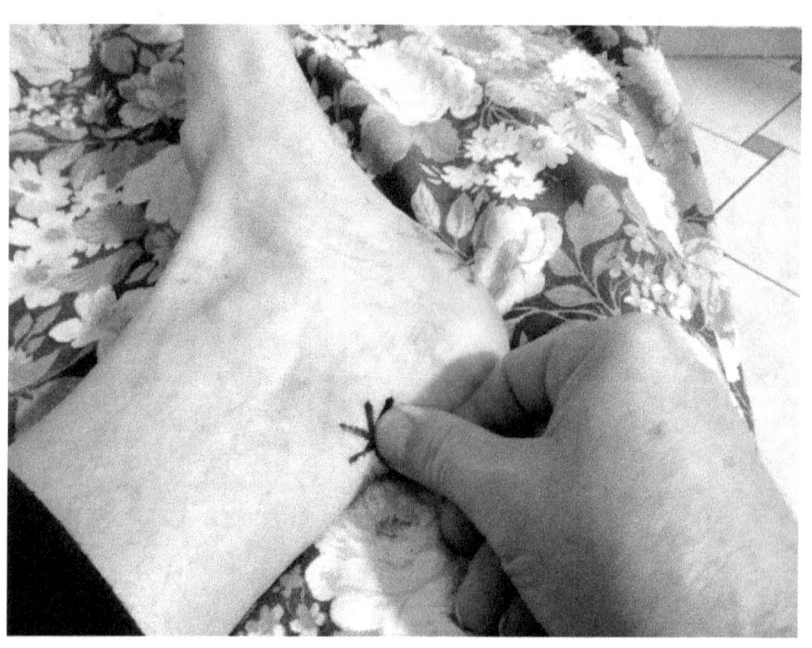

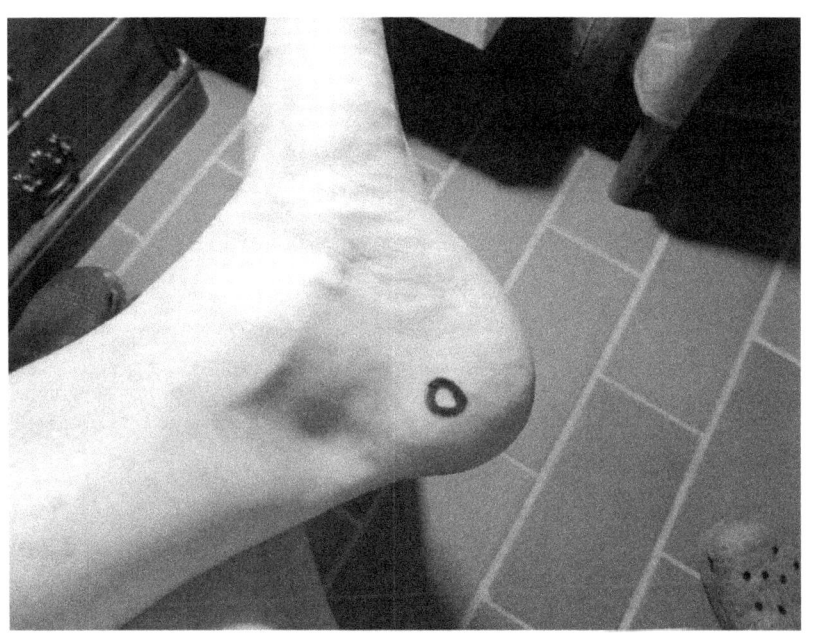

31. Punto Reflex per prostata / utero.

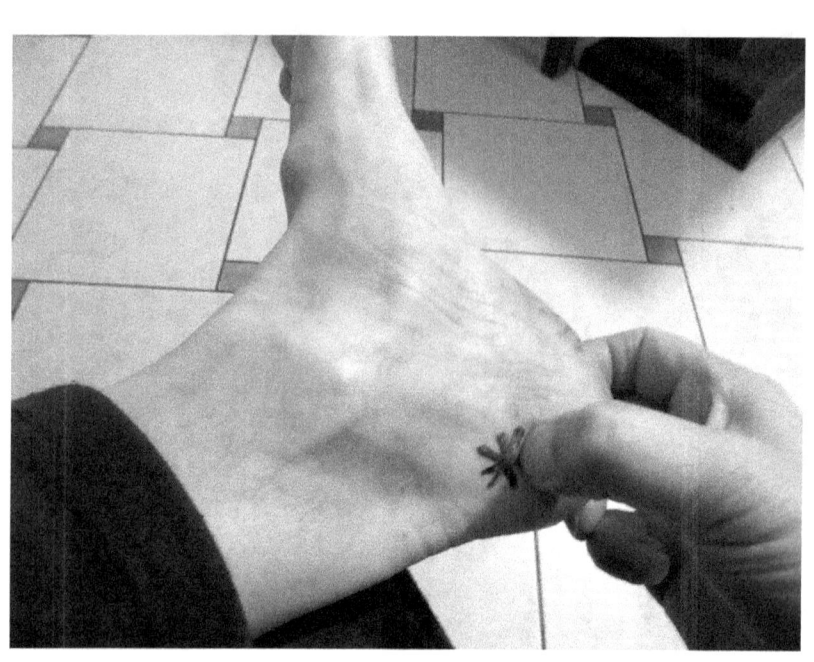

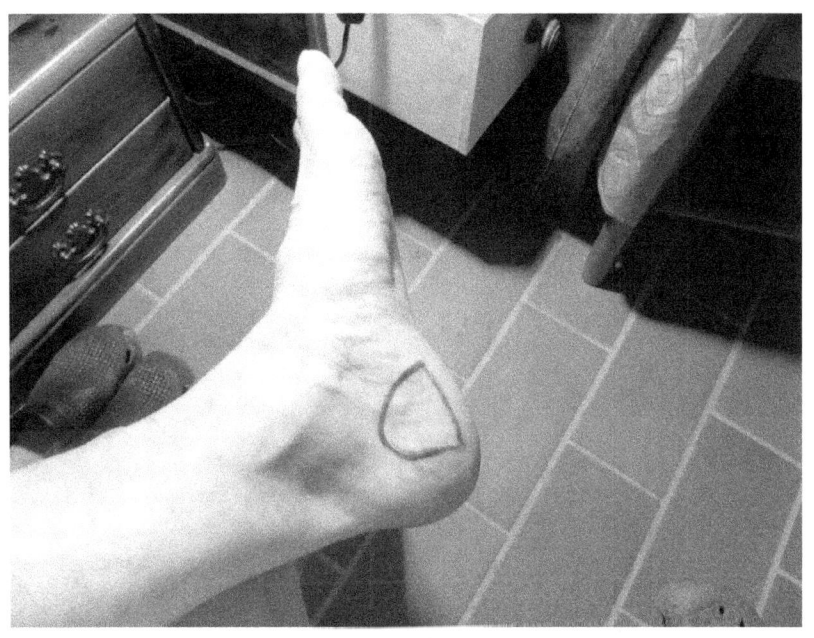

32. Punto Reflex per la vescica.

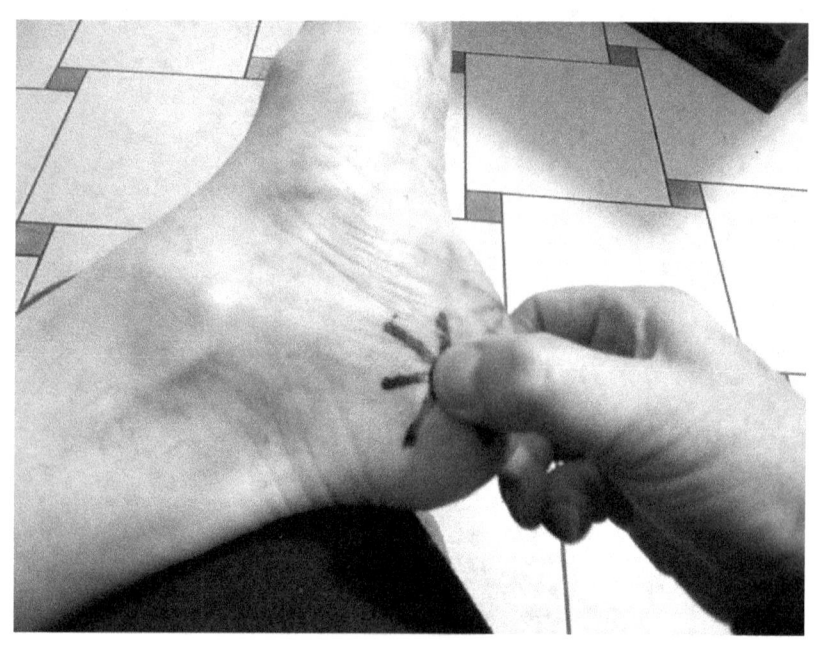

Massaggiare l'intera zona segnata.

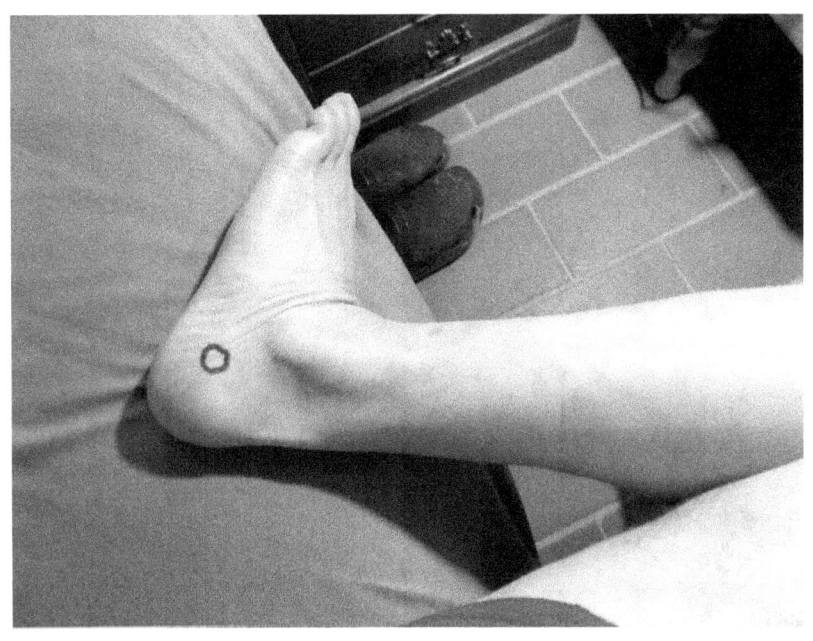

33. Punto Reflex per ovarica / testicolare.

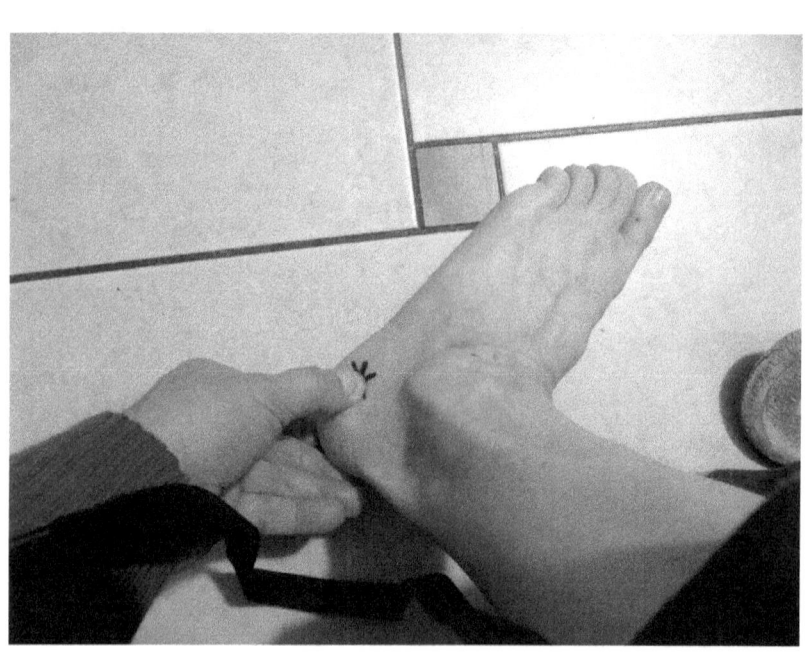

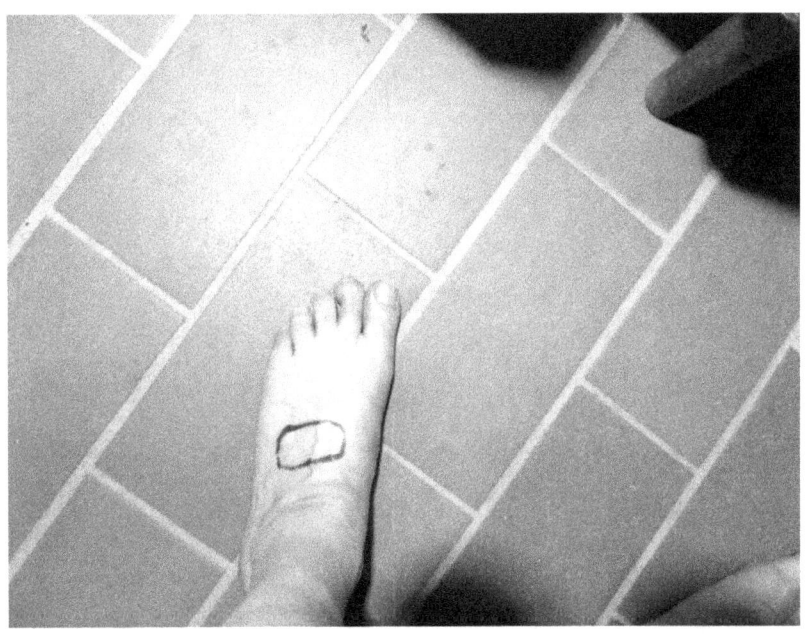

34. Punto riflesso del torace.

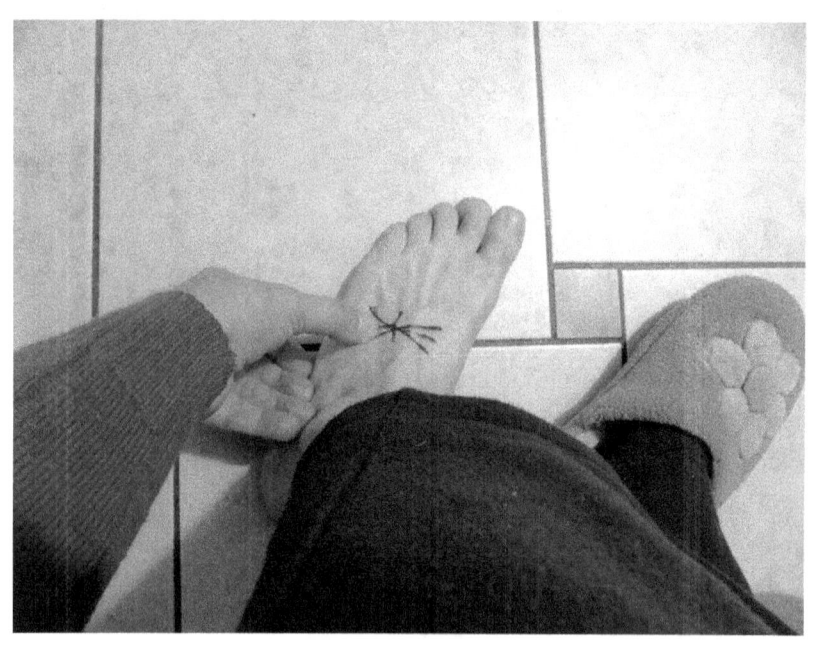

Massaggiare l'intera zona segnata.

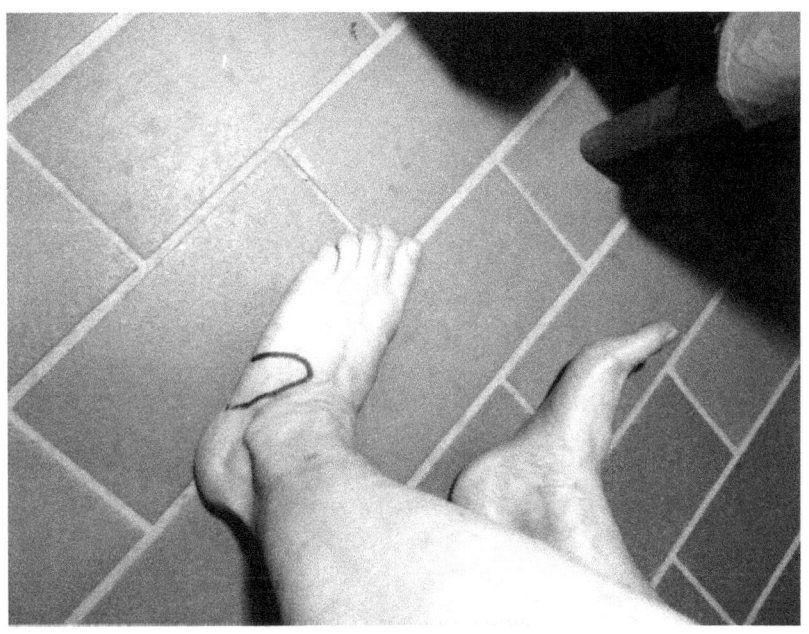

35. Punto Reflex per i fianchi.

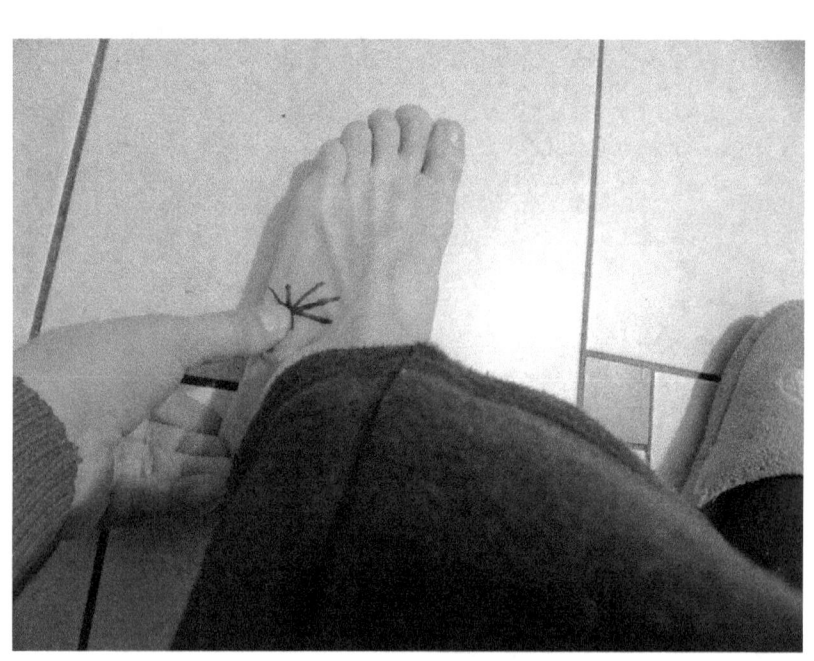

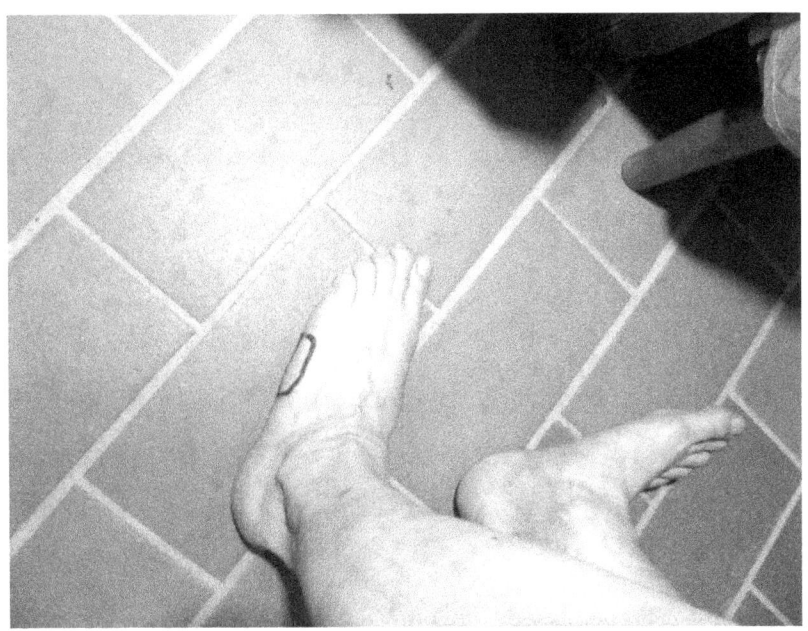

36. Punto riflesso indiretto per il gomito.

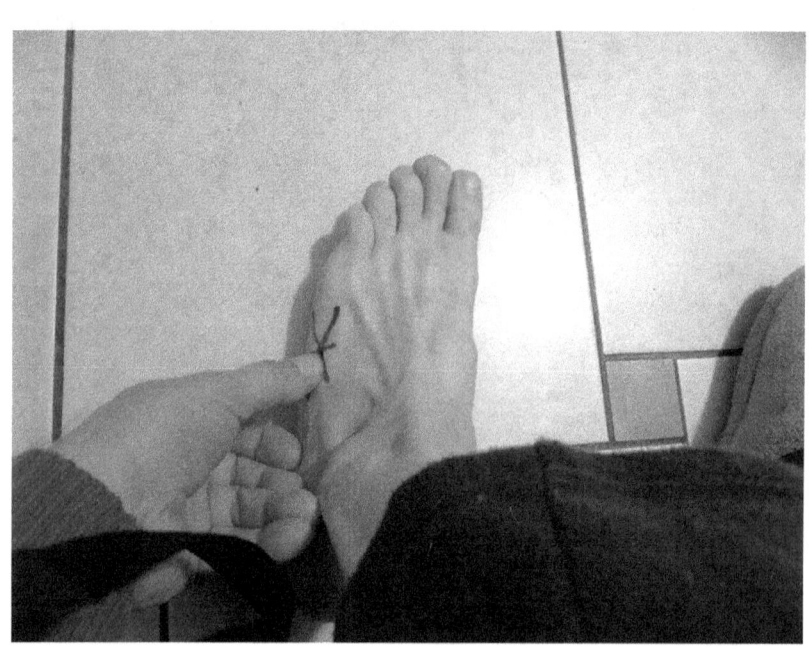

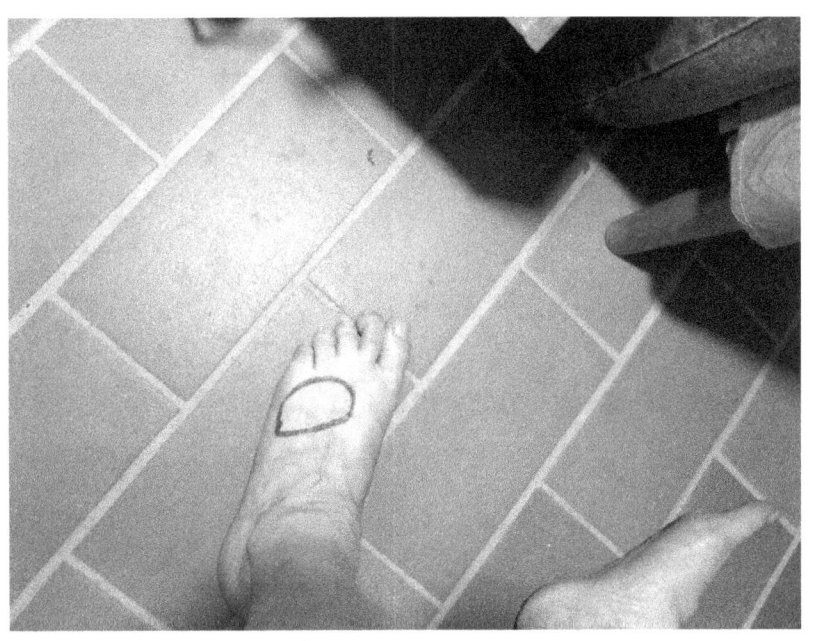

37. Punto riflesso del circuito ematico.

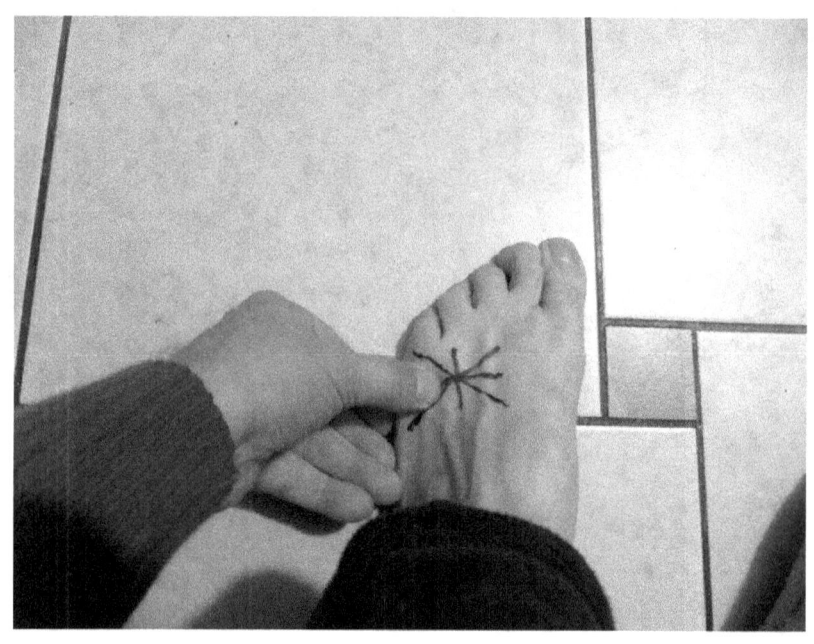

Massaggiare l'intera zona segnata.

Descrizione dei punti riflessi piede destro

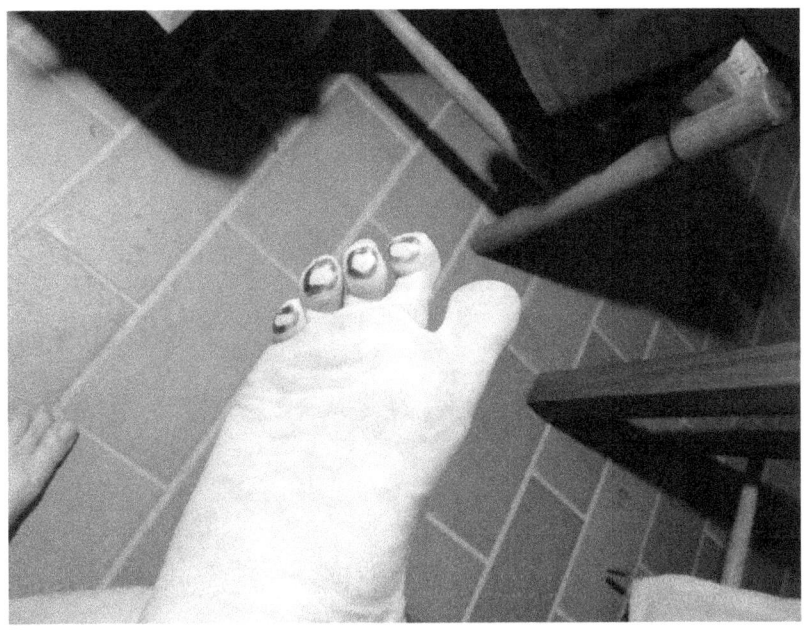

38. Ora il piede destro. Punto Reflex per seni e denti.

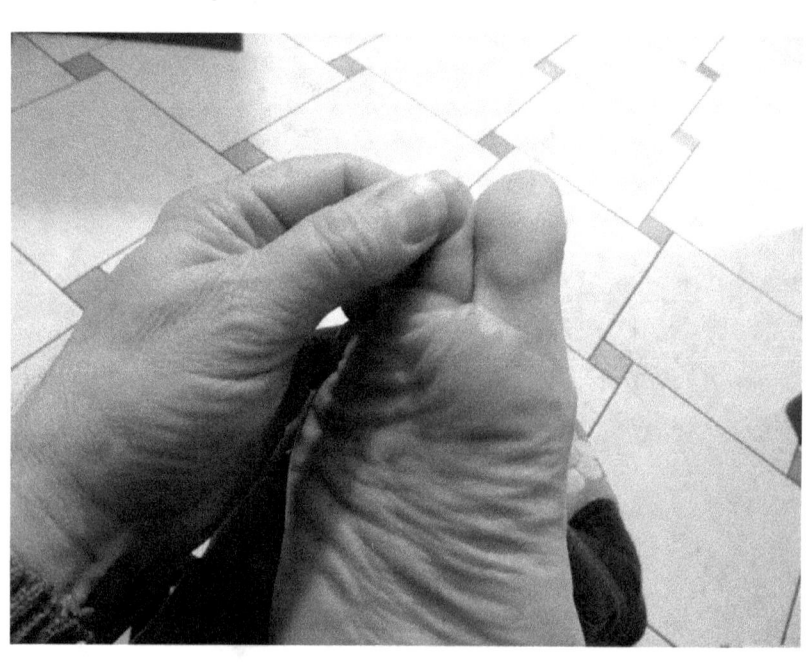

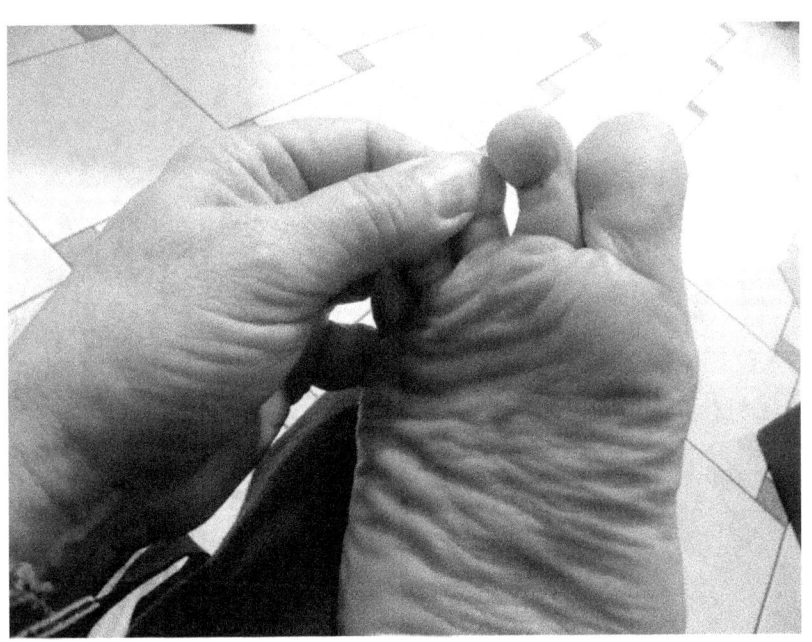

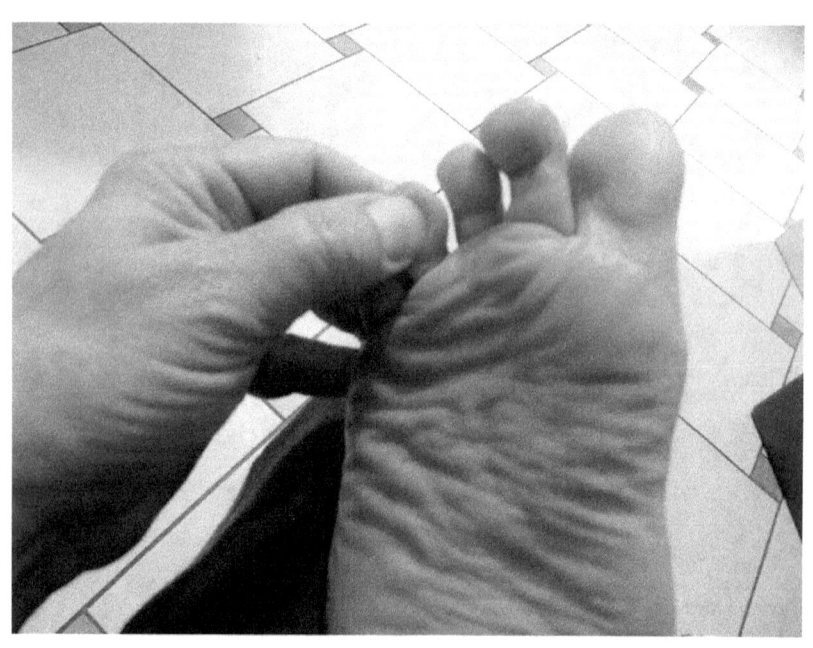

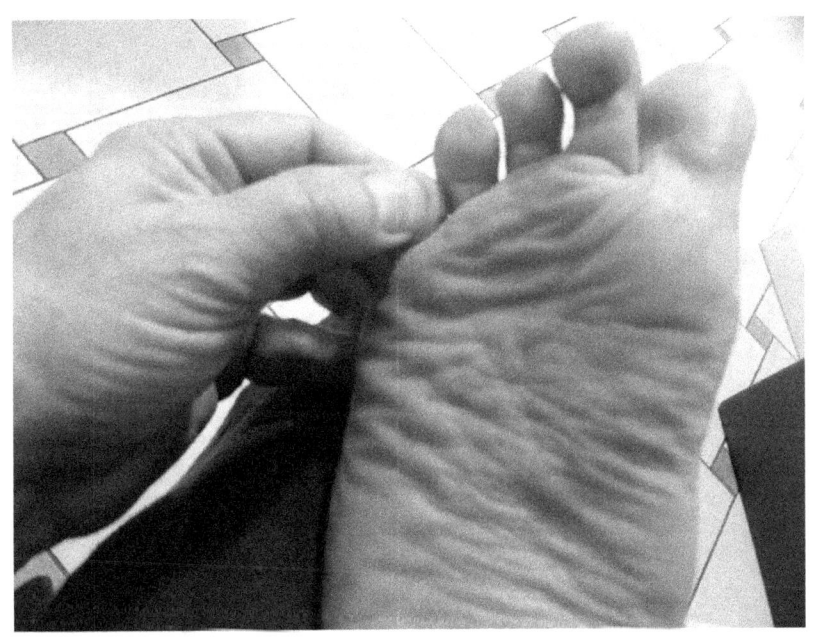

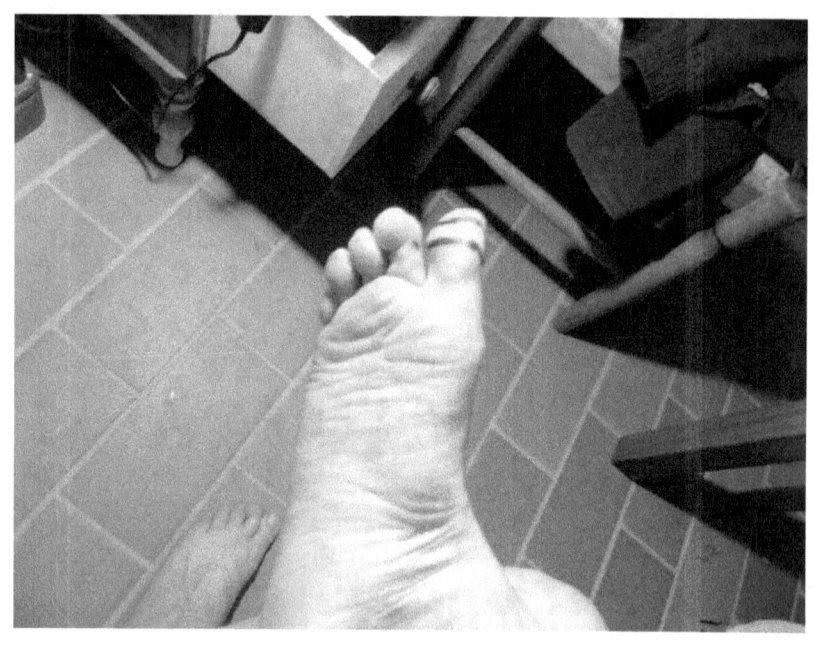

39. Punto Reflex per la grande cervello, cerebrale.

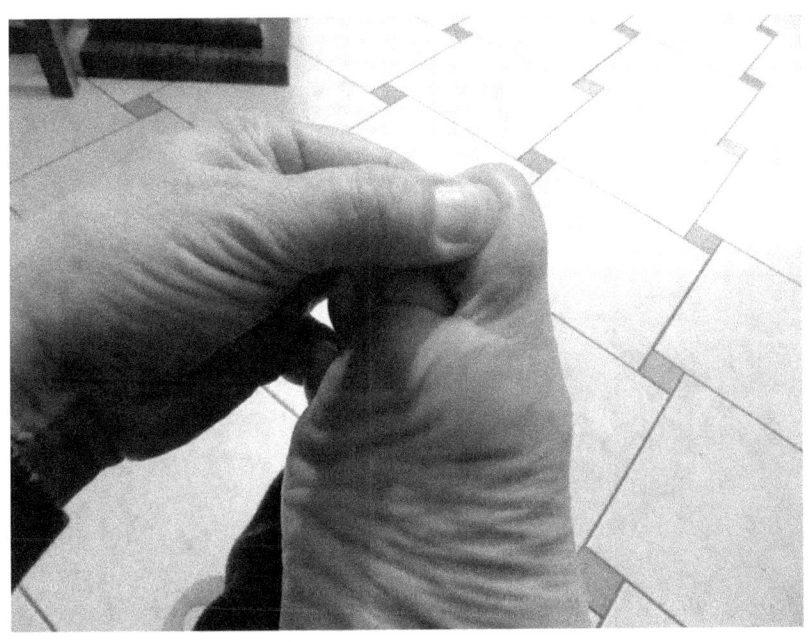

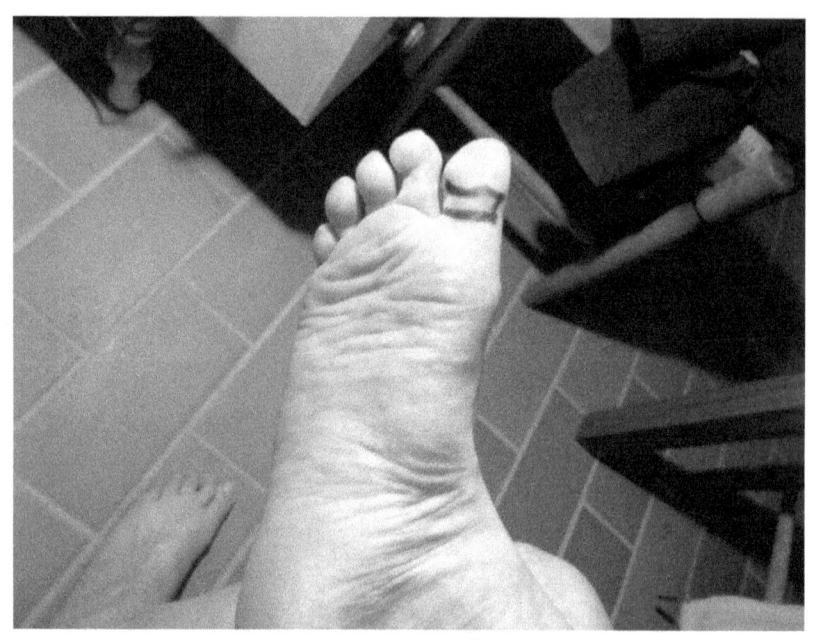

40. Punto Reflex per il piccolo cervello, cervelletto.

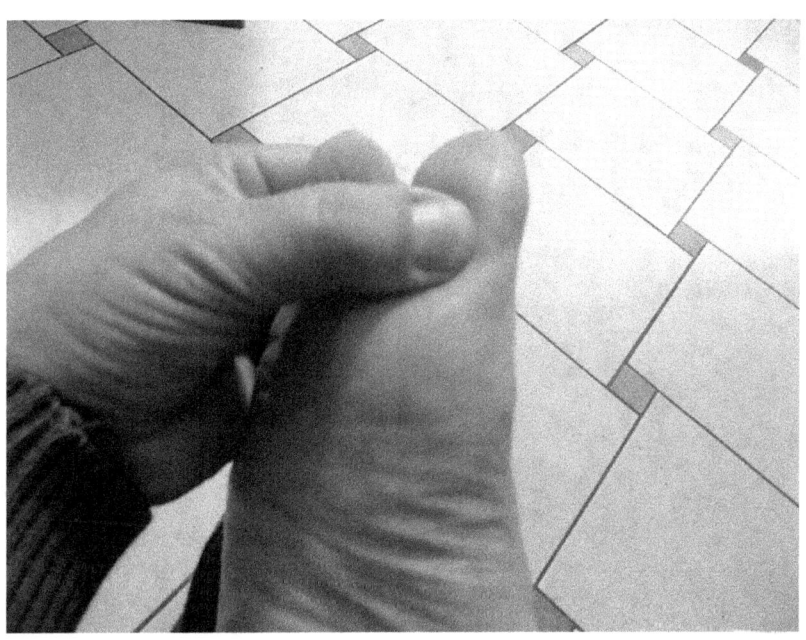

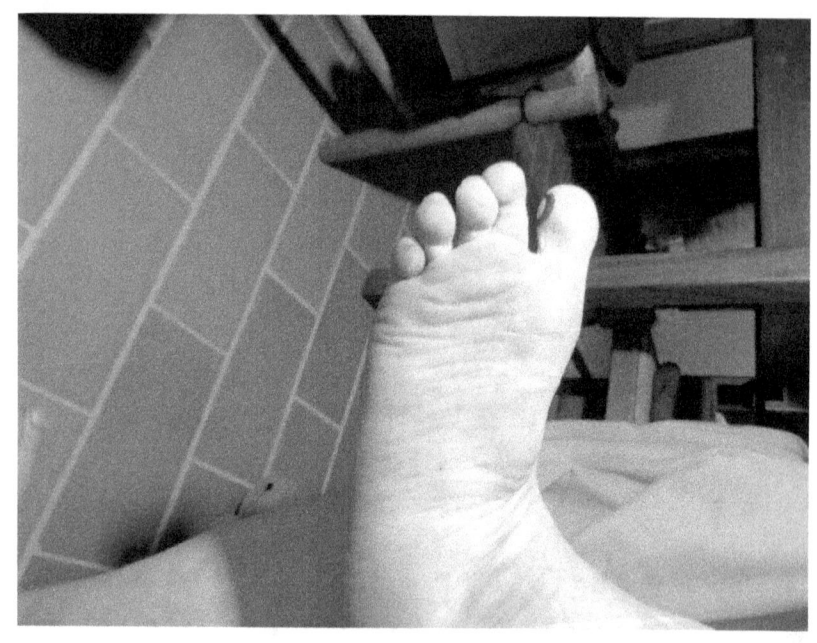

41. Punto Reflex per i templi.

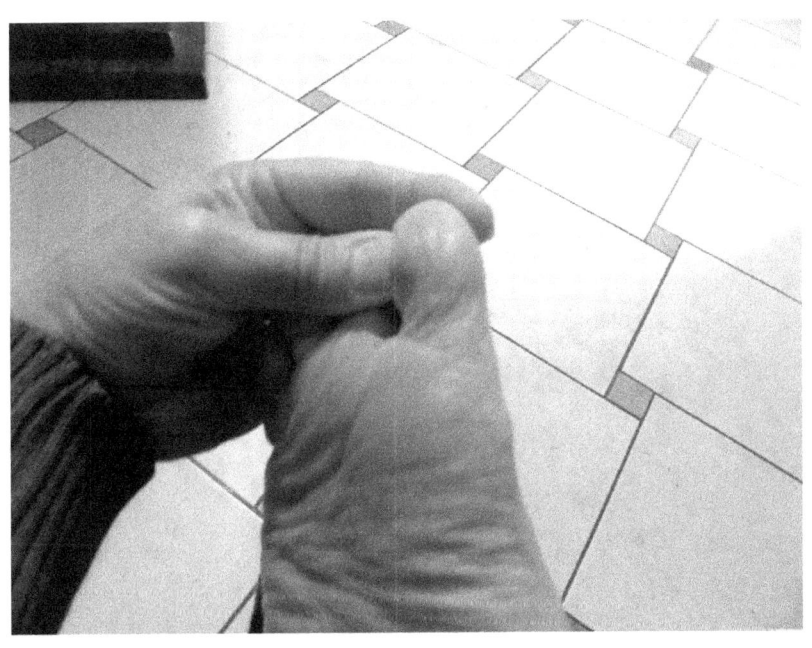

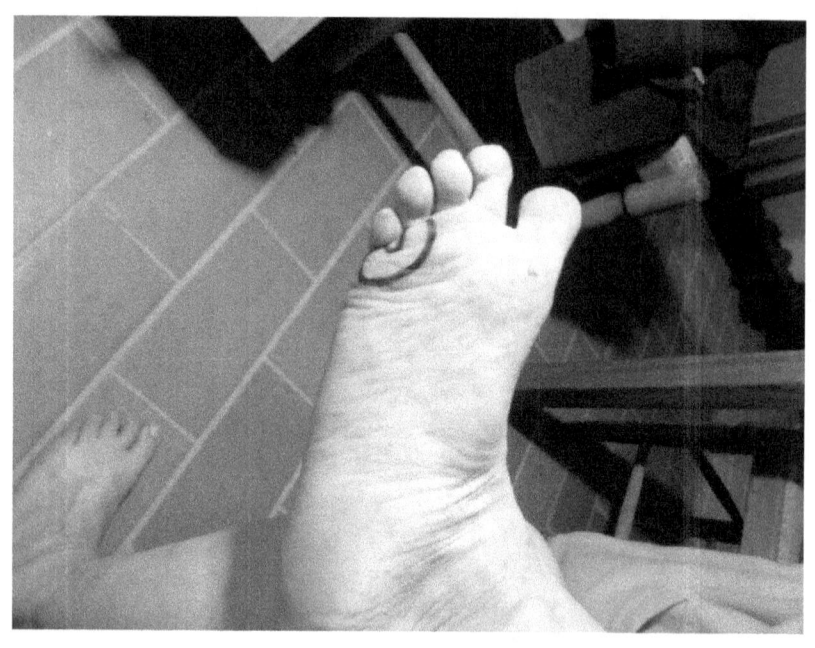

42. Punto Reflex per le orecchie.

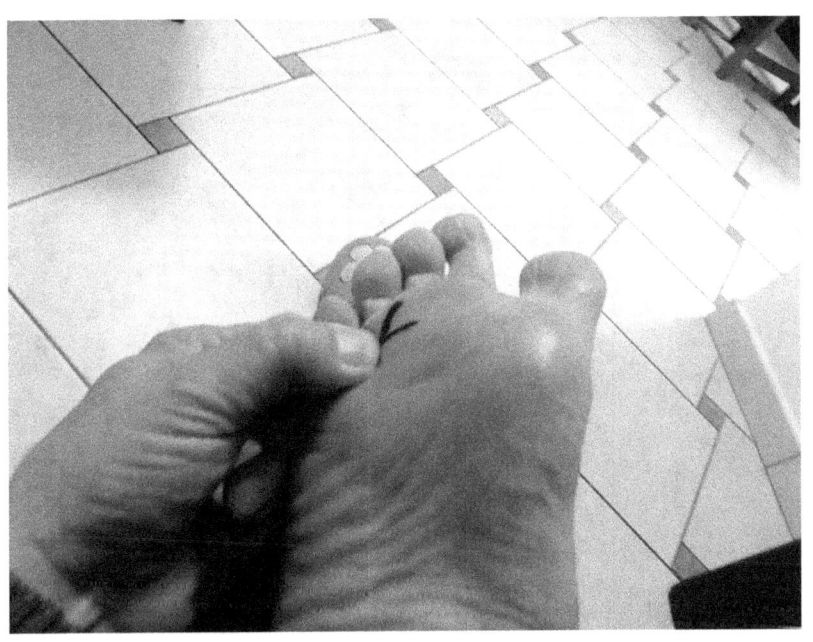

Massaggiare l'intera zona segnata.

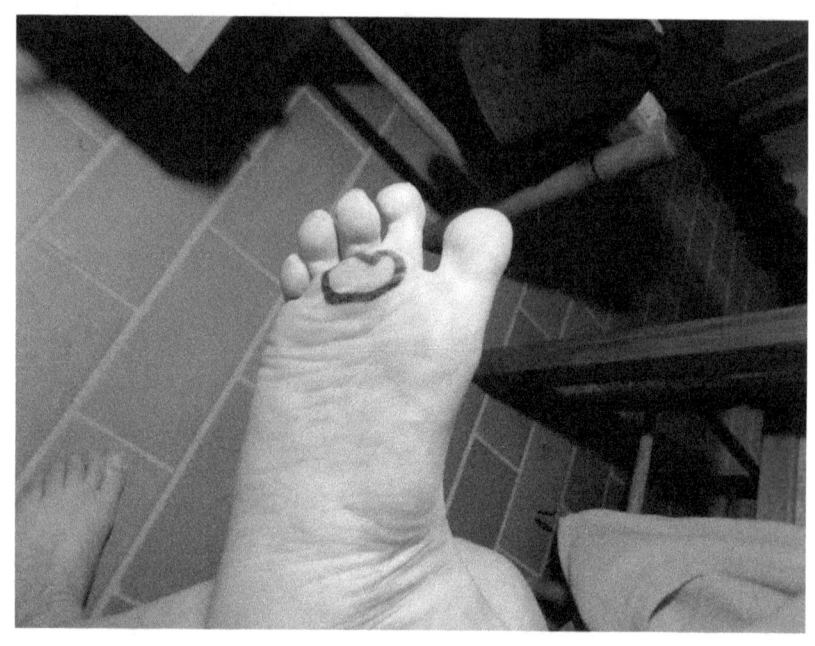

43. Punto Reflex sugli occhi.

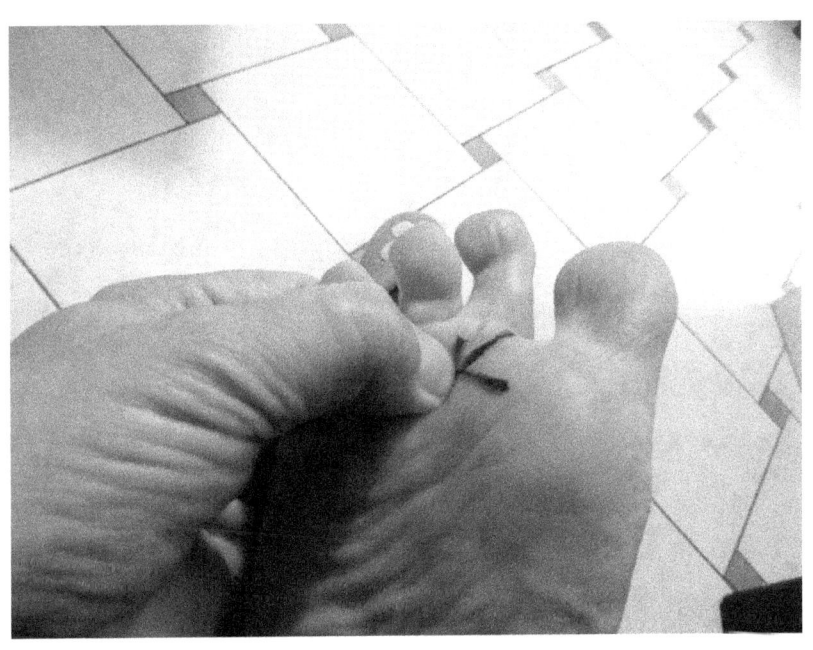

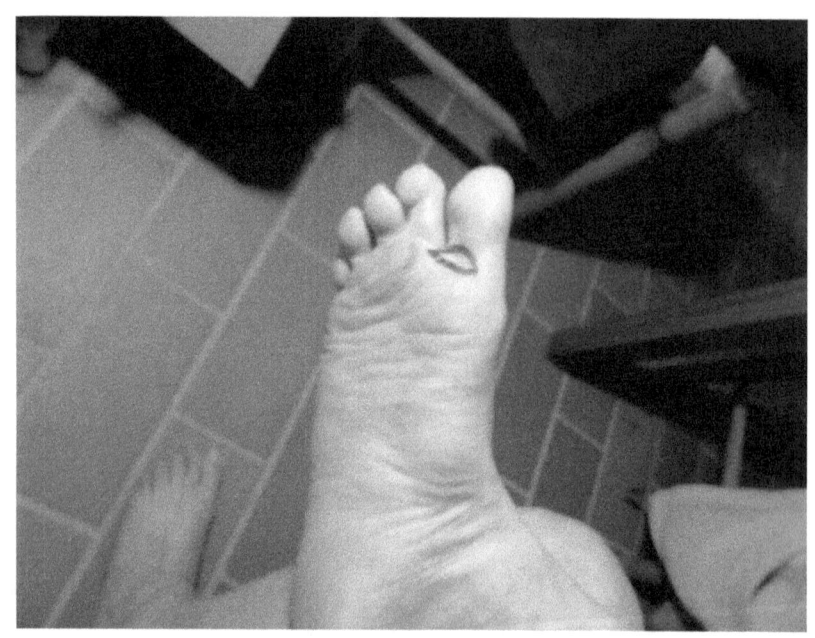

44. Punto Reflex per il collo.

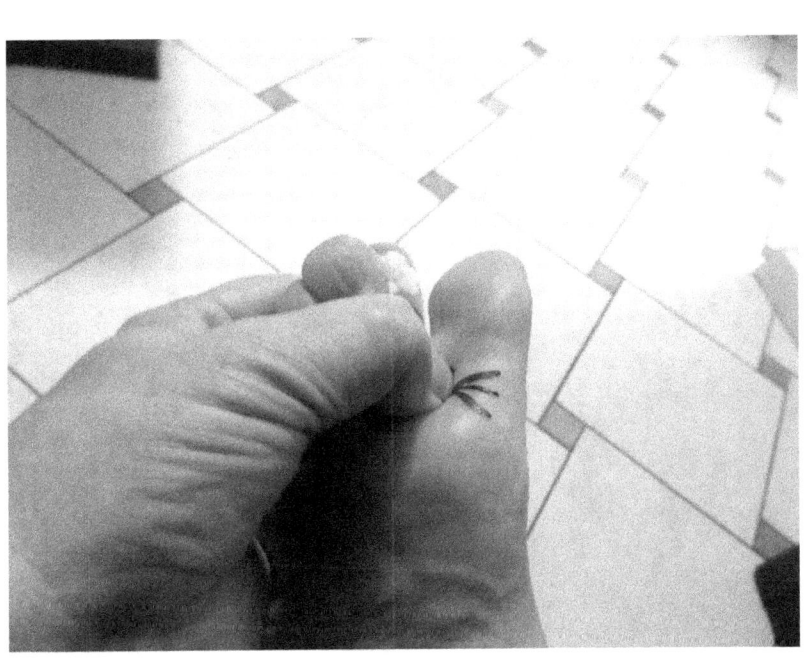

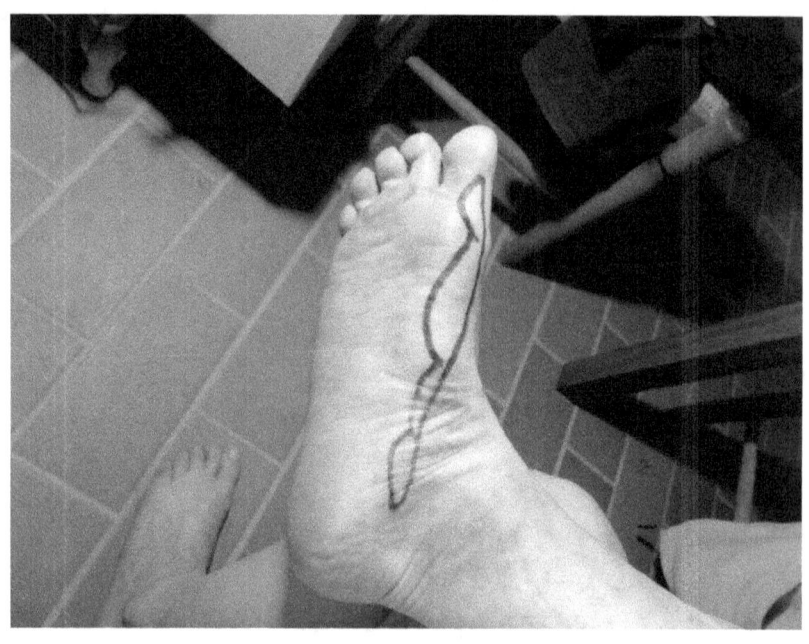

45. Punto Reflex per la colonna vertebrale.
Vertebre cervicali in alto.

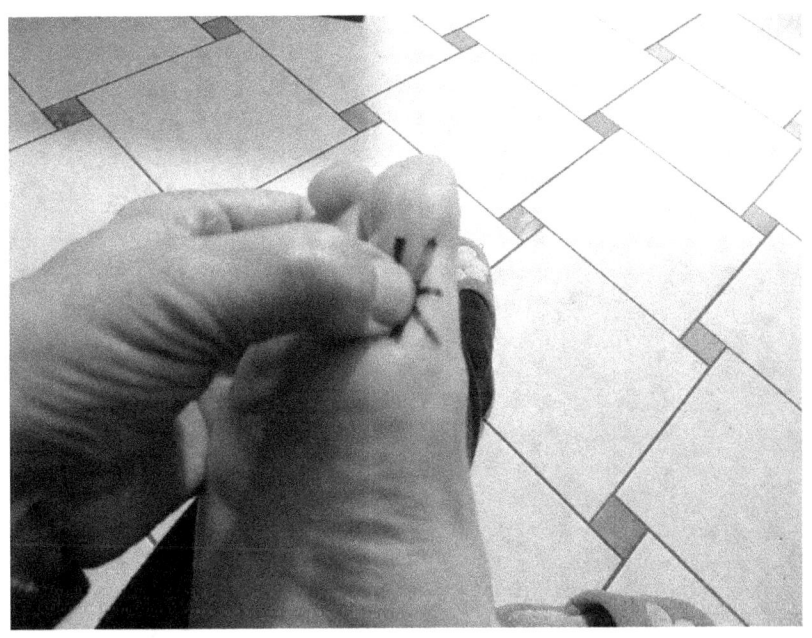

Massaggiare l'intera zona segnata.

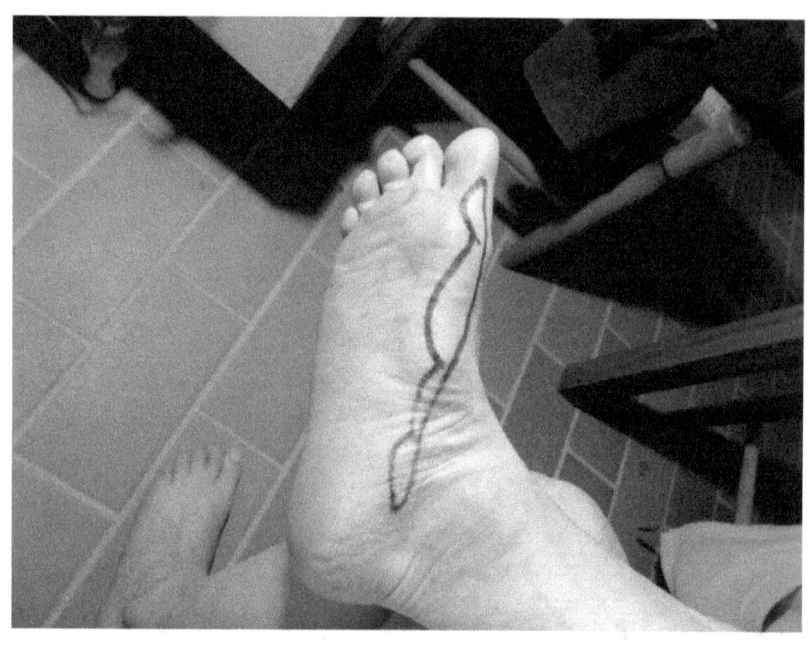

46. Punto Reflex per la colonna vertebrale.
Vertebre toraciche è no. 2 dall'alto.

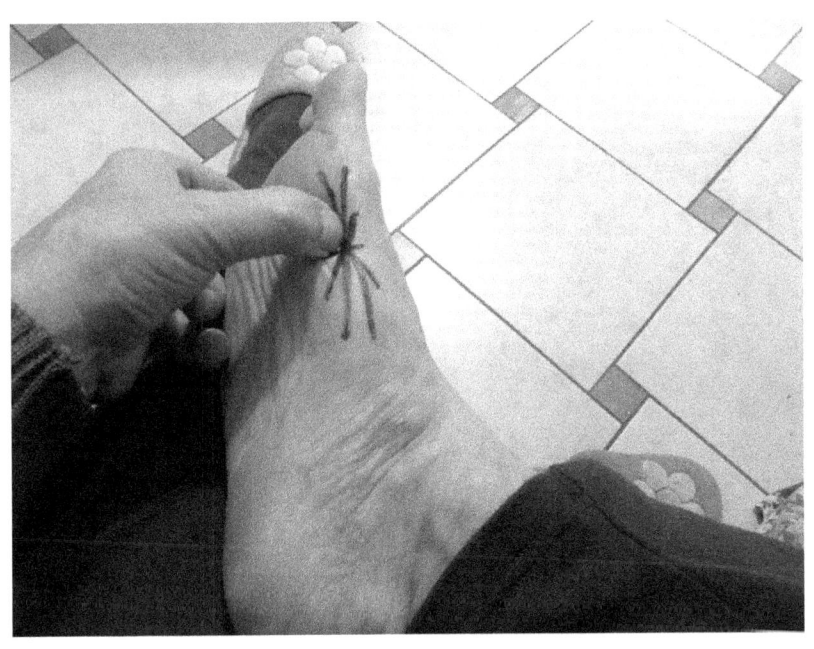

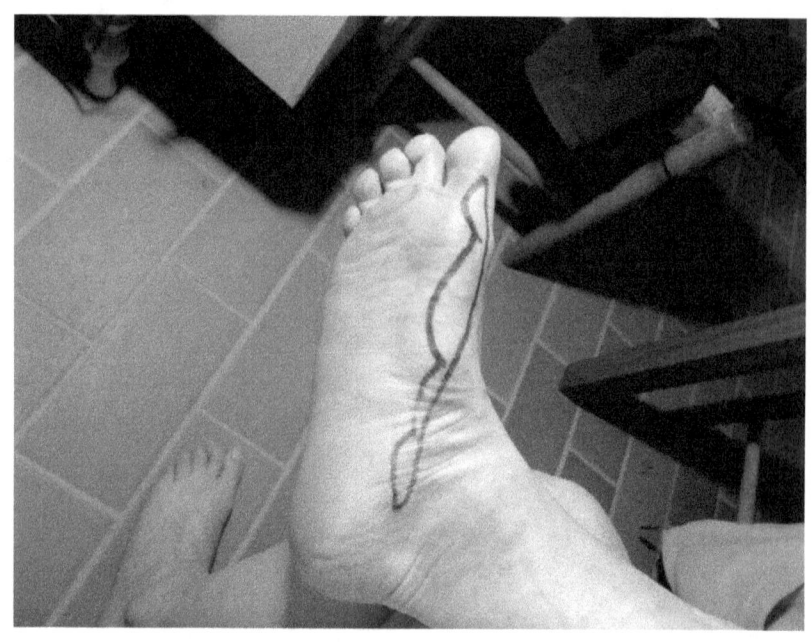

47. Punto Reflex per la colonna vertebrale.
vertebre lombari è no. 3 dall'alto.

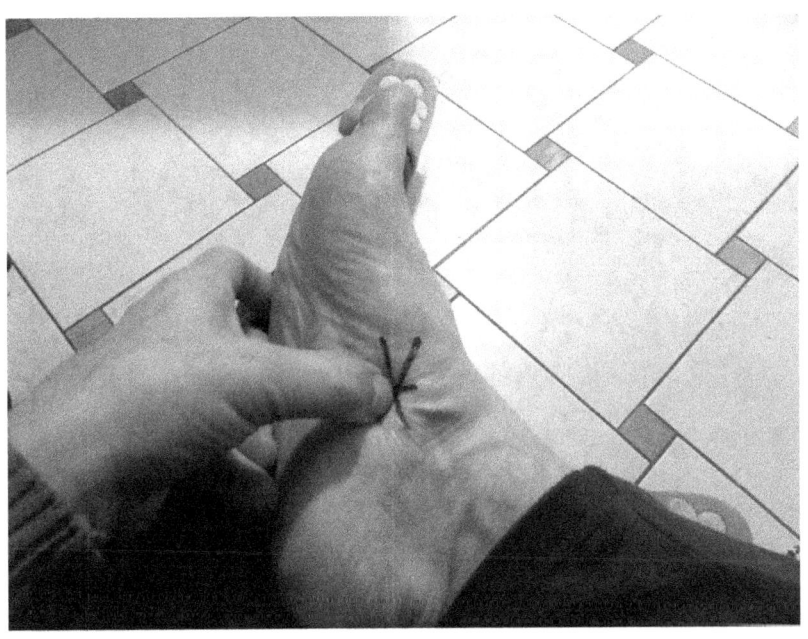

Massaggiare l'intera zona segnata.

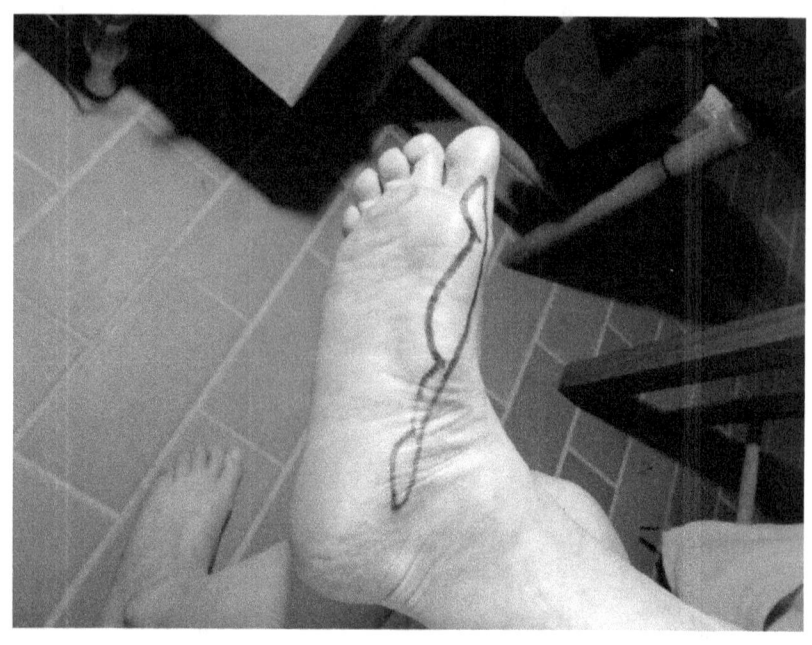

48. Punto Reflex per la colonna vertebrale.
Coccige è l'area in basso.

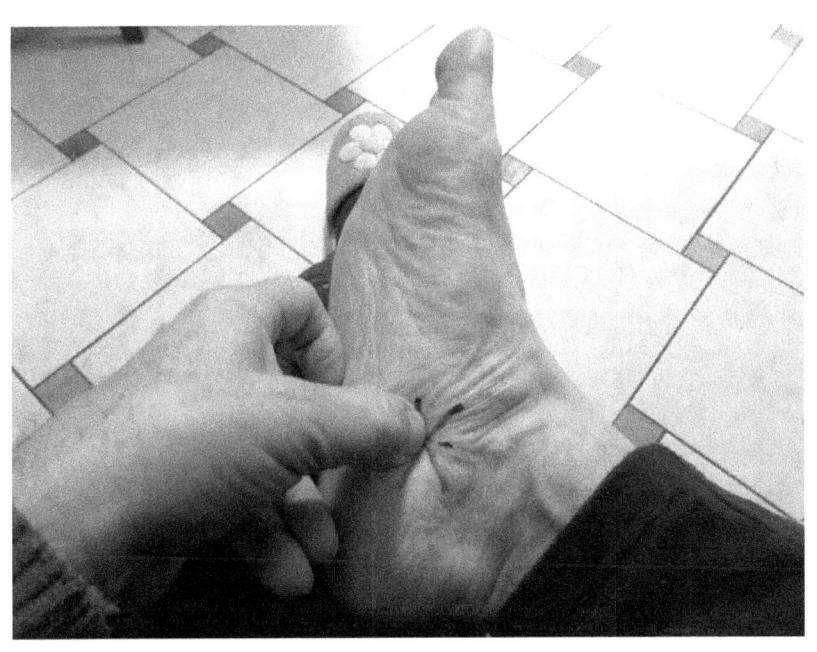

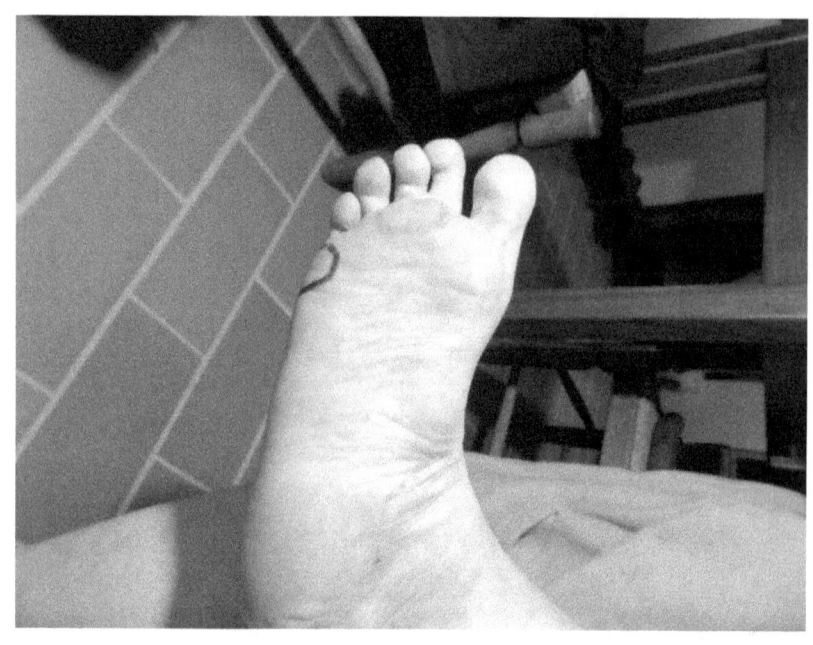

49. Punto riflesso della spalla.

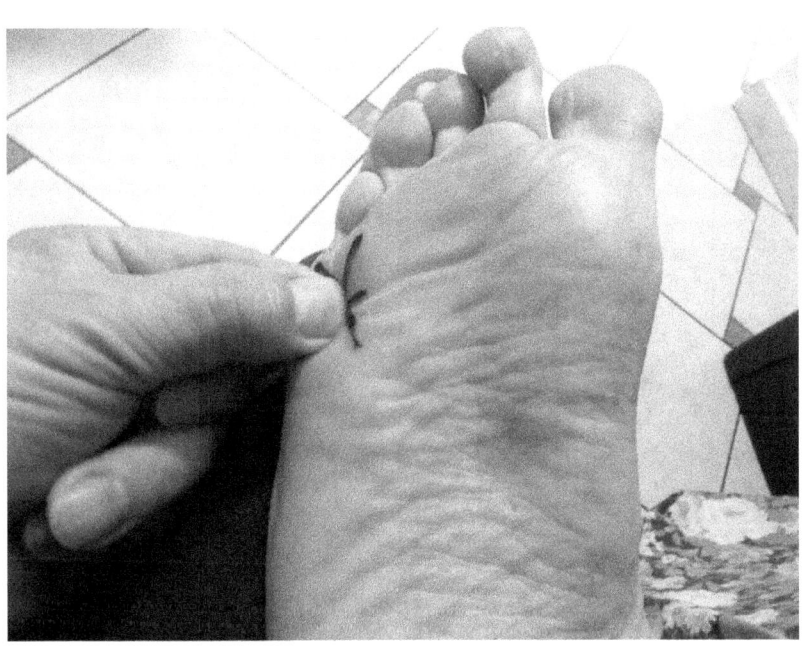

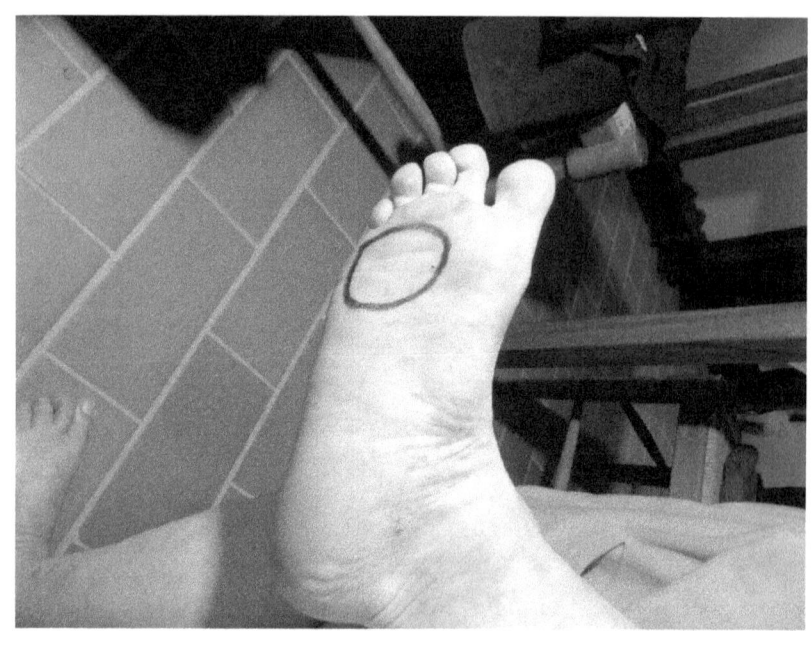

50. Punto Reflex per i polmoni e bronchi.

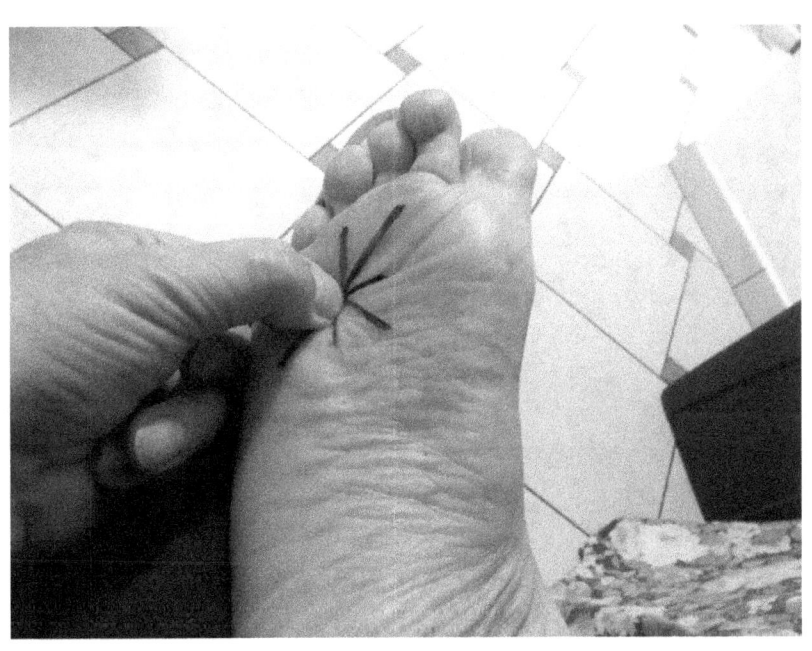

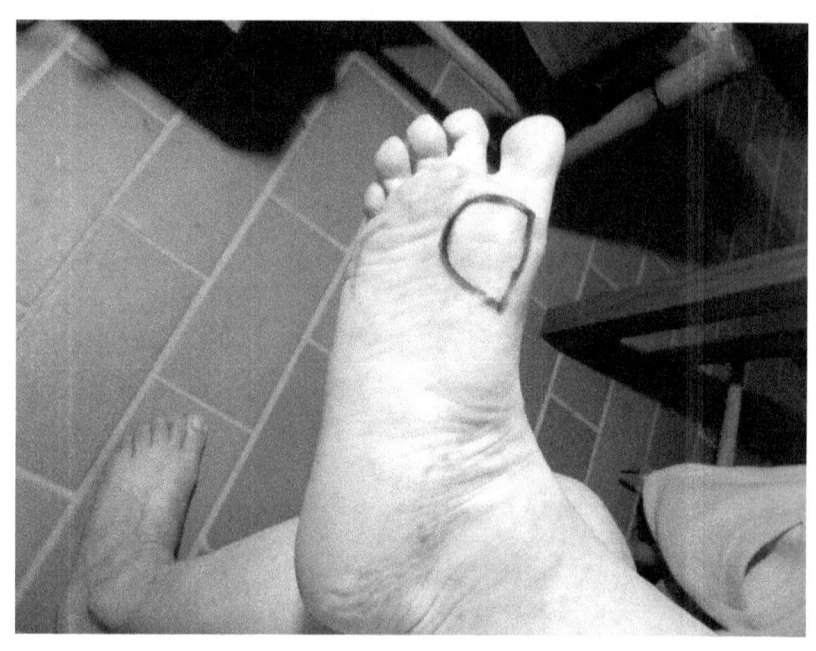

51. Punto Reflex per la tiroide.

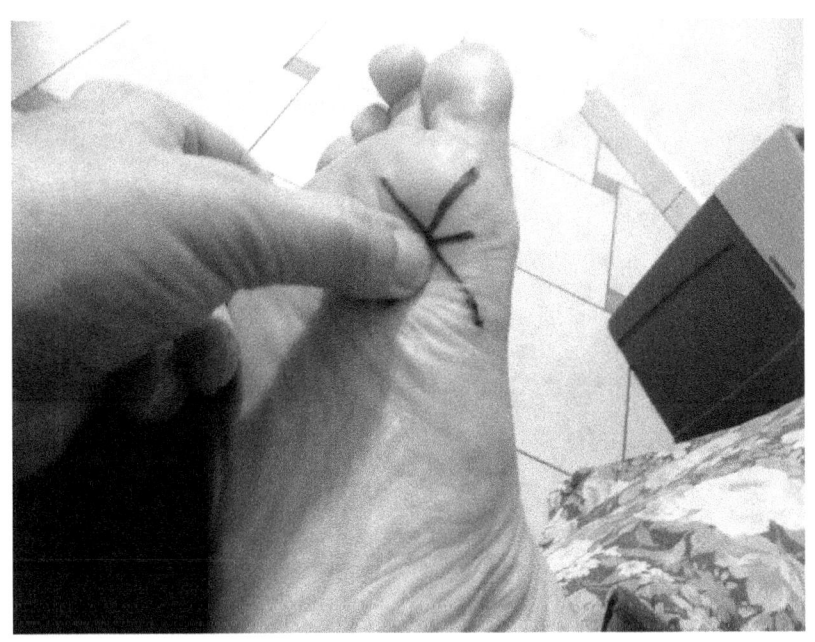

Massaggiare l'intera zona segnata.

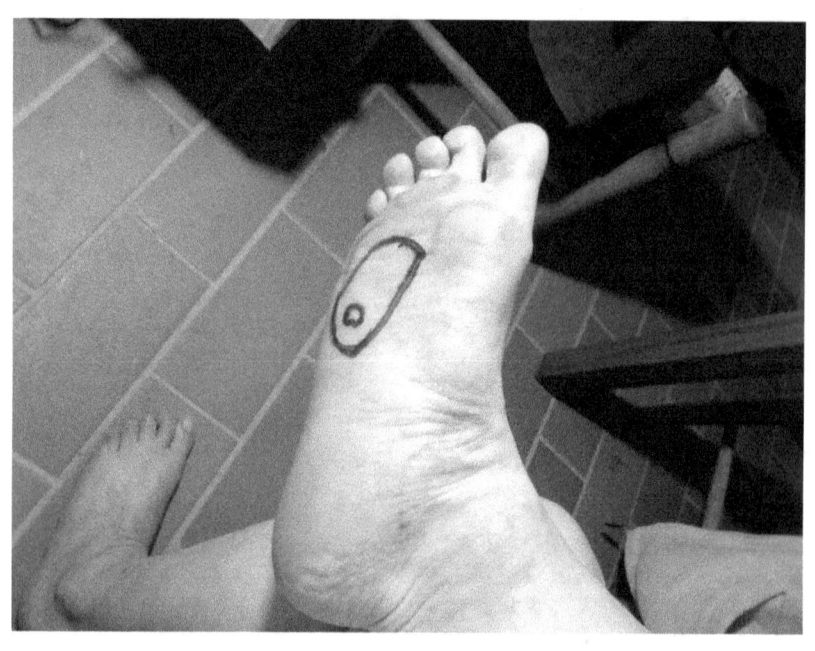

52. Punto Reflex per il fegato, il grande
cerchio.

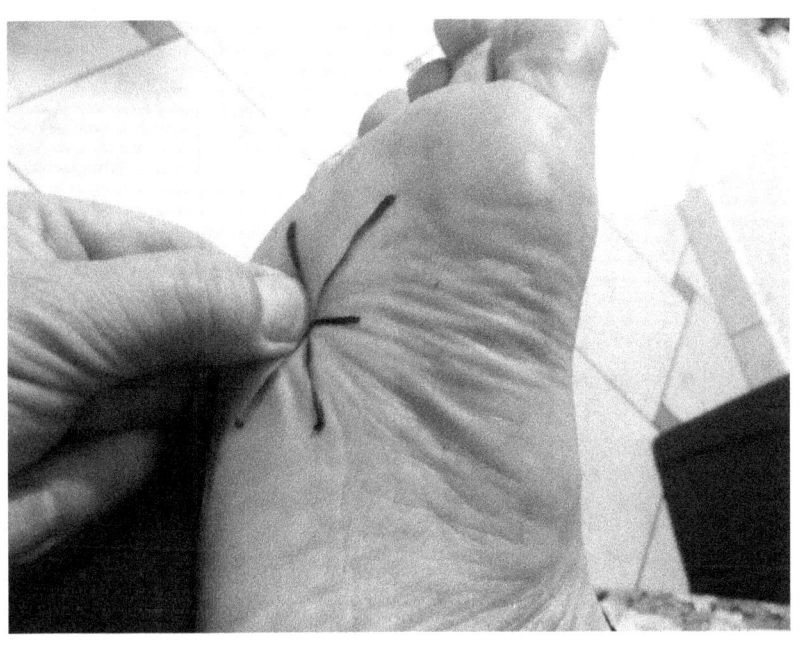

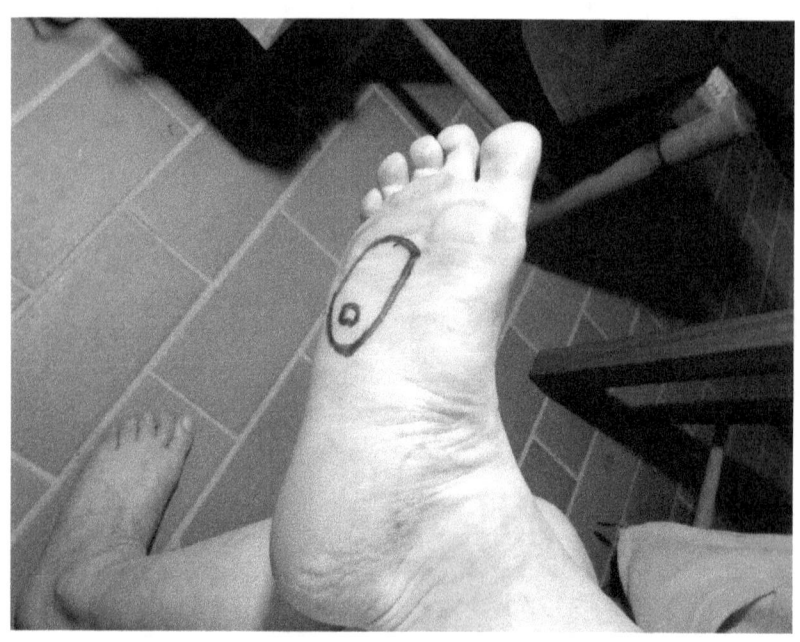

53. Punto Reflex per la colecisti, piccolo
posto all'interno del grande cerchio.

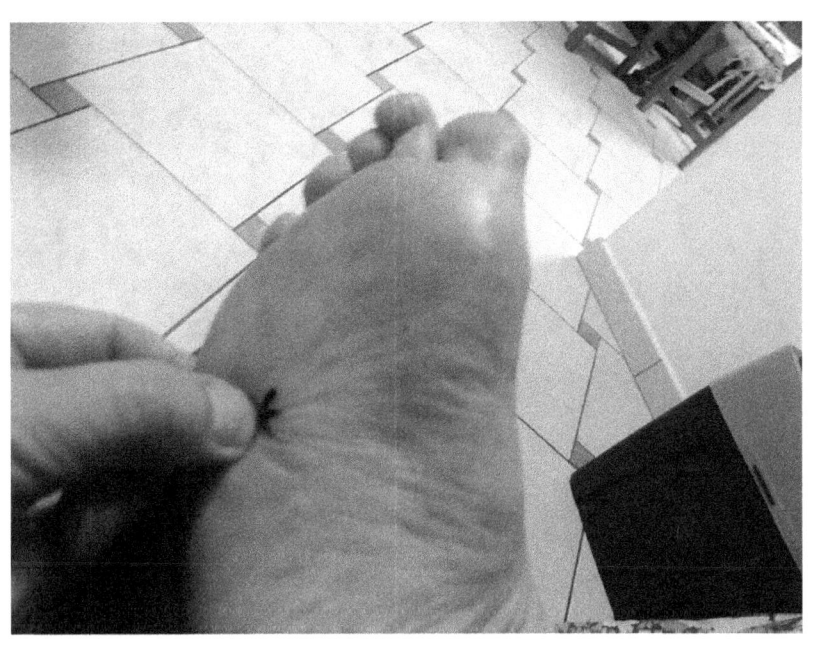

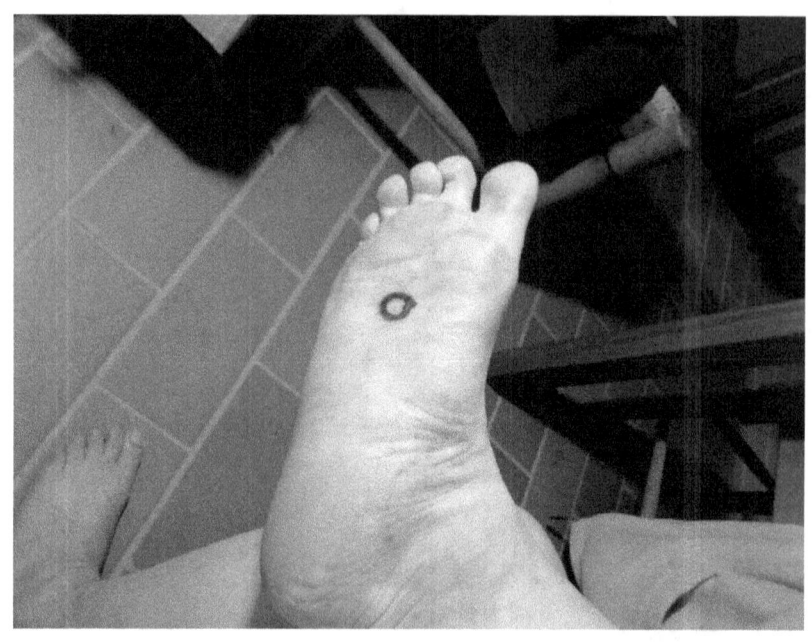

54. Punto Reflex per il plesso solare.

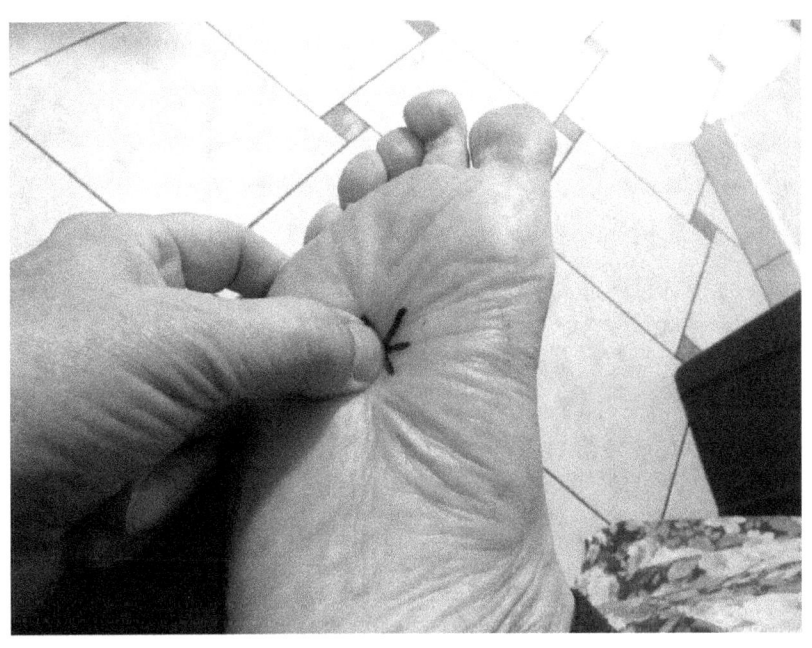

Massaggiare l'intera zona segnata.

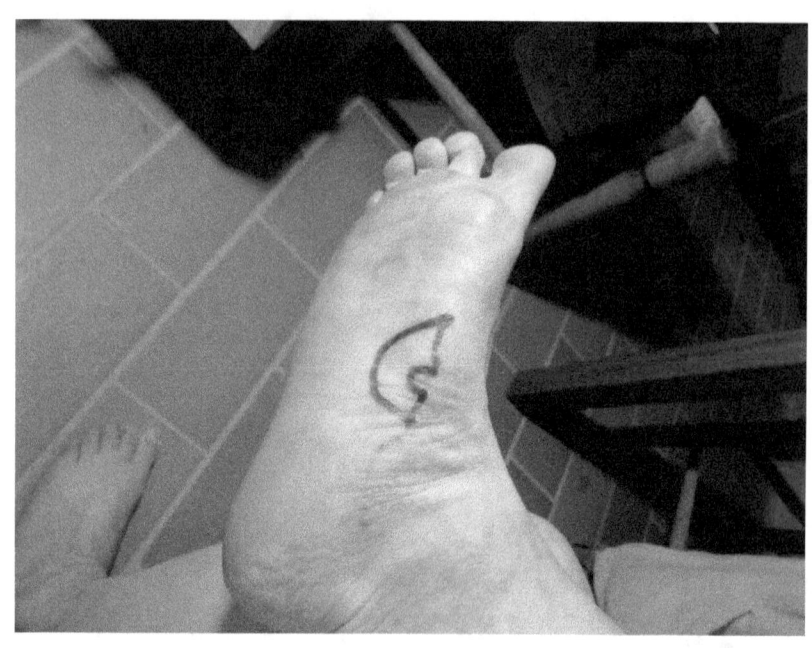

55. Punto Reflex per lo stomaco.

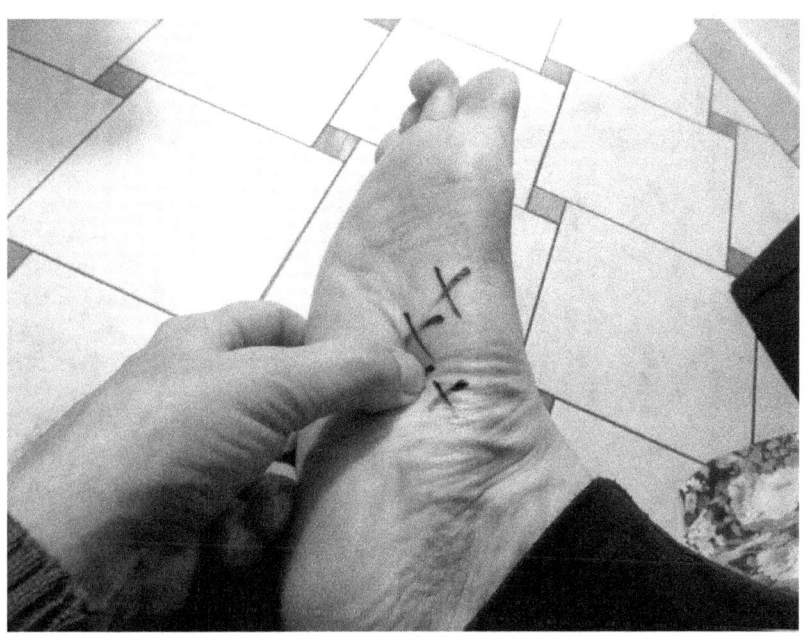

Massaggiare l'intera zona segnata.

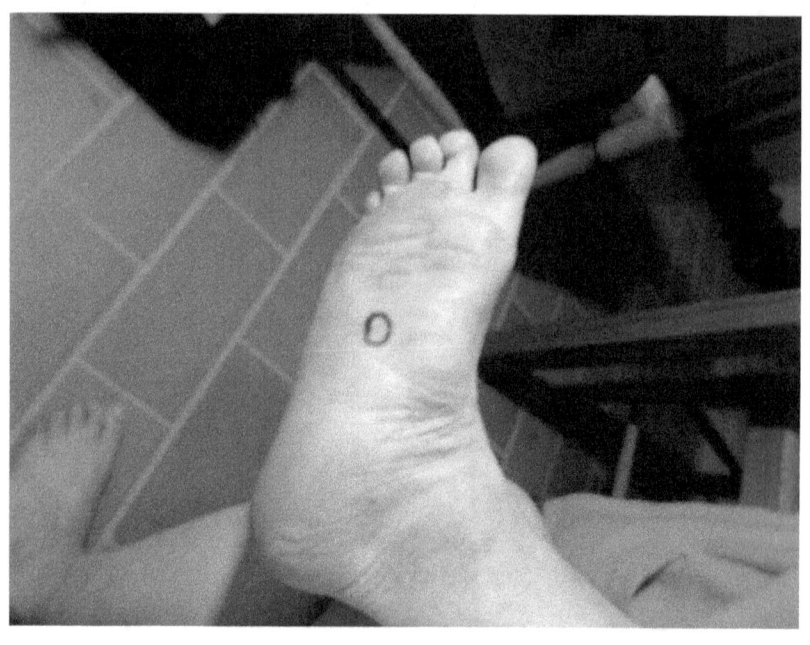

56. Punto Reflex per le ghiandole surrenali.

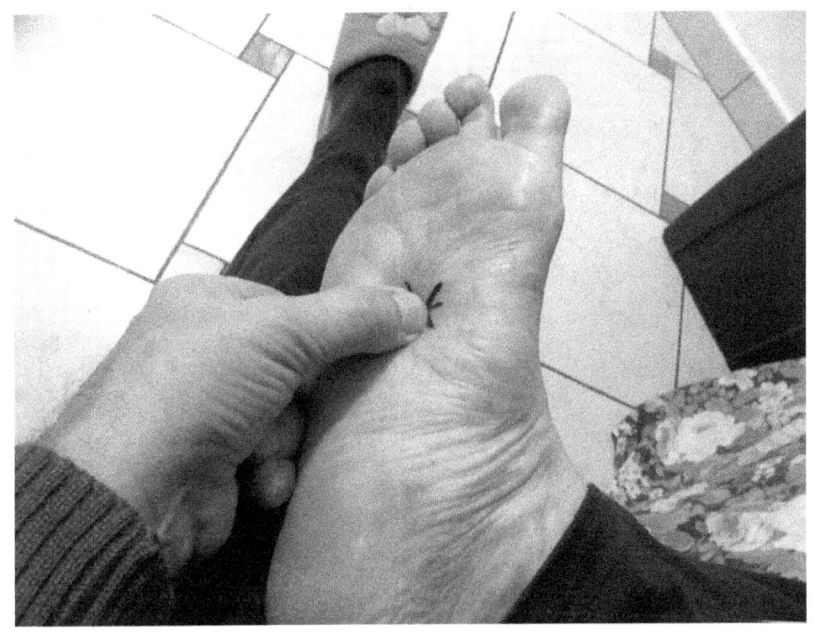

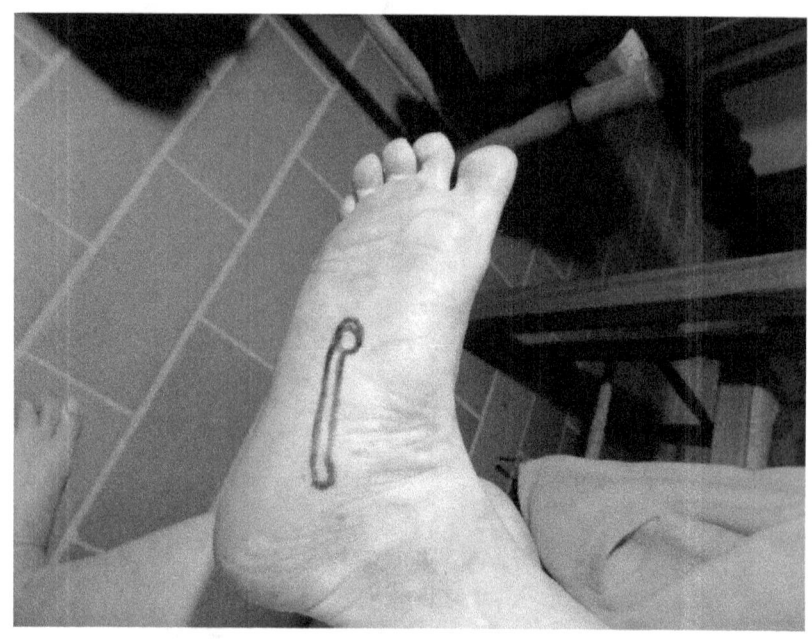

57. Punto Reflex per i reni, la zona intorno
alla parte superiore.

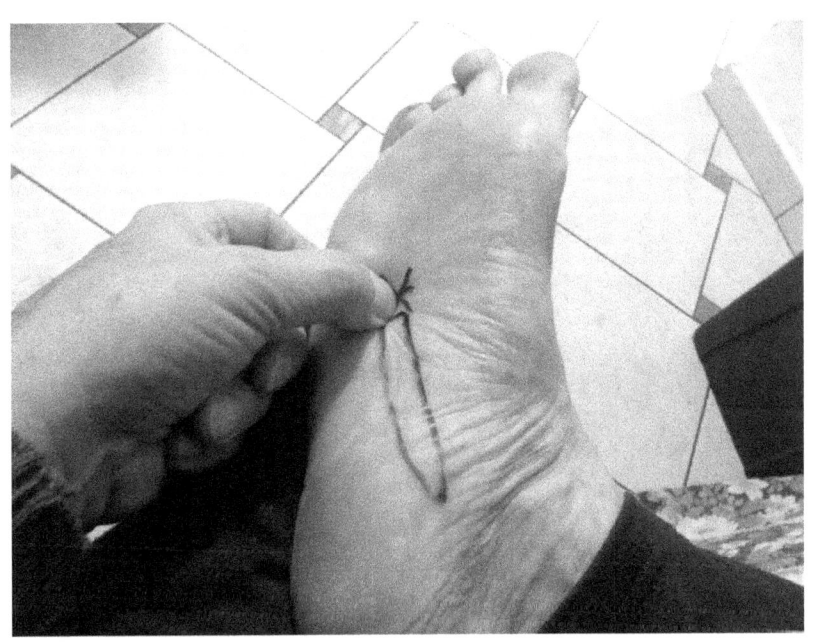

Massaggiare la zona segnata superiore.

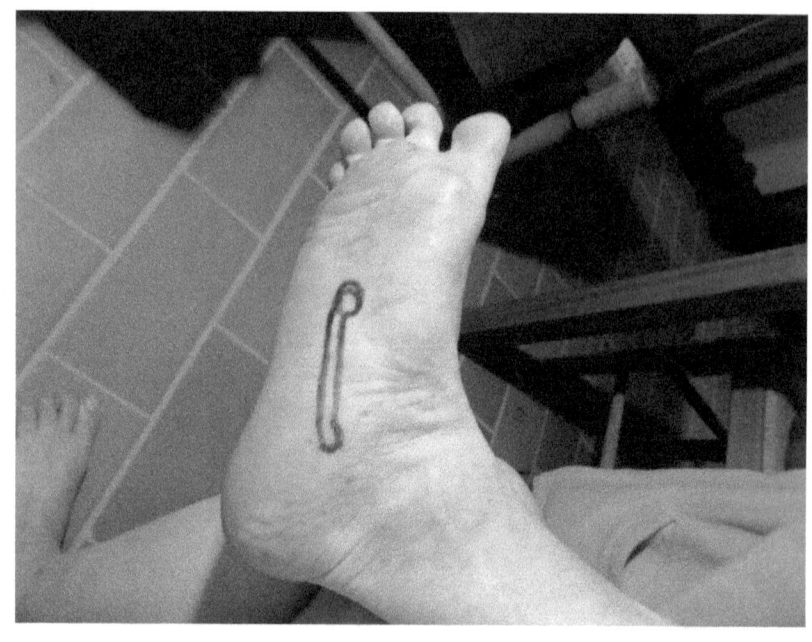

58. Punto Reflex per dell'uretere, la zona allungata in basso.

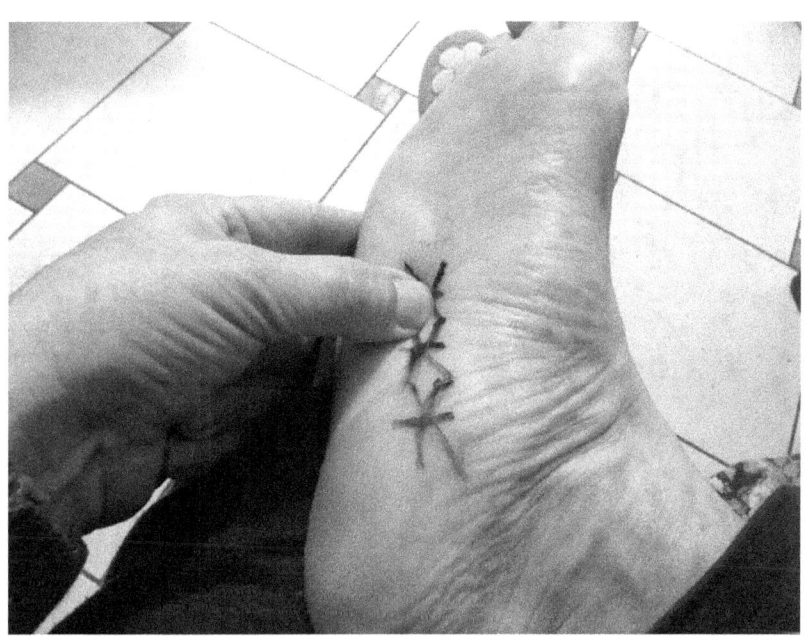

Massaggiare l'intera zona segnata.

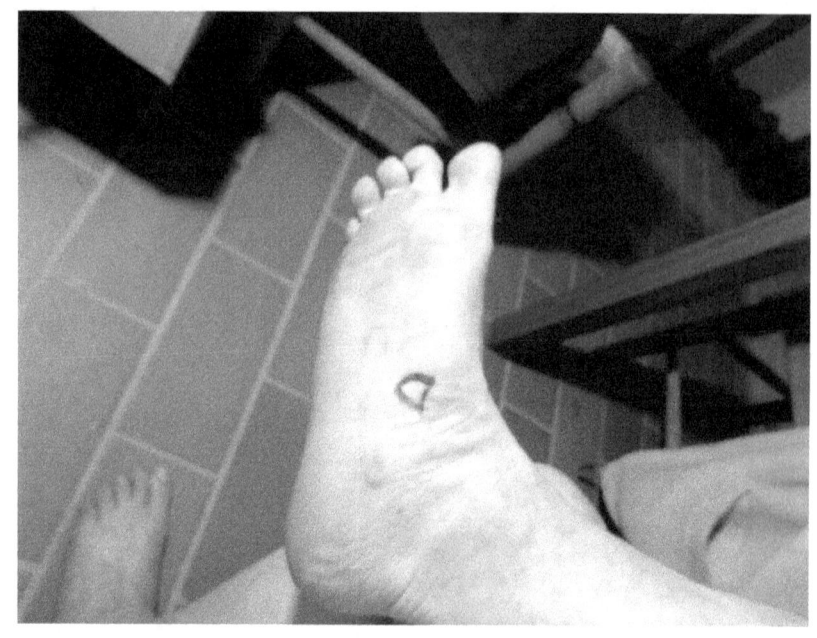

59. Punto Reflex per il pancreas.

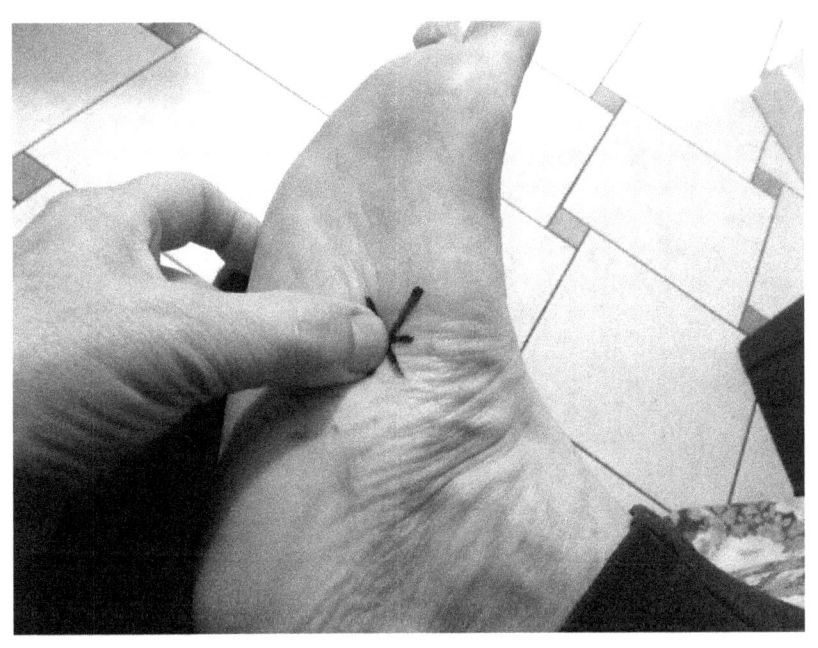

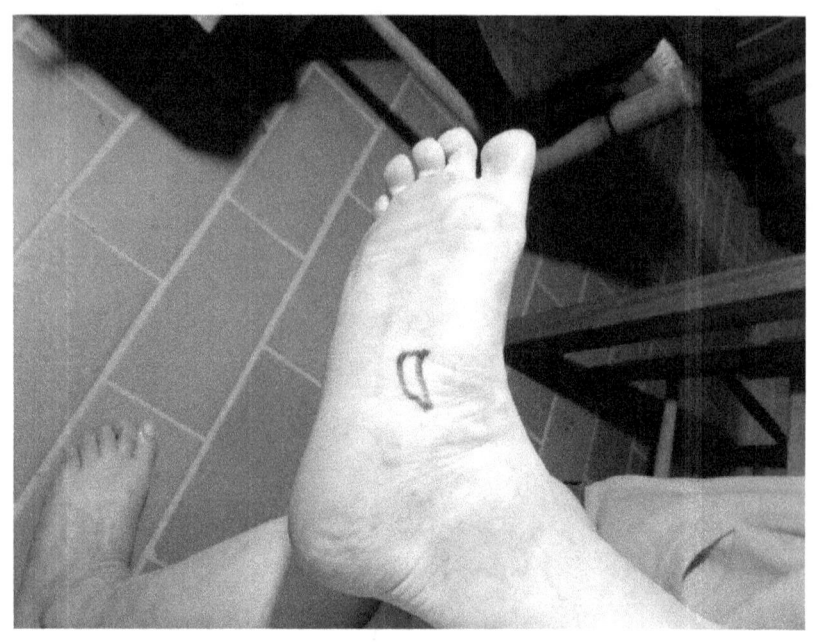

60. Punto Reflex per duodeno.

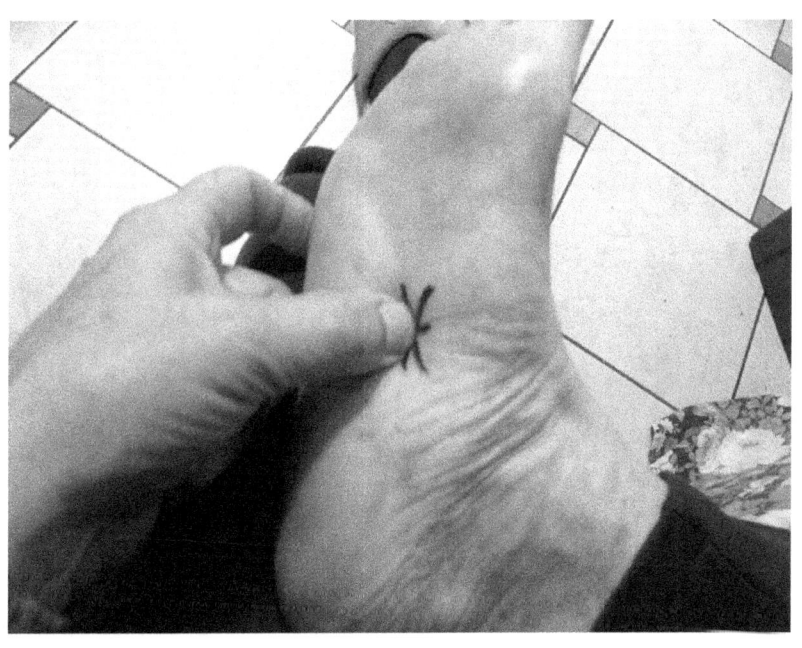

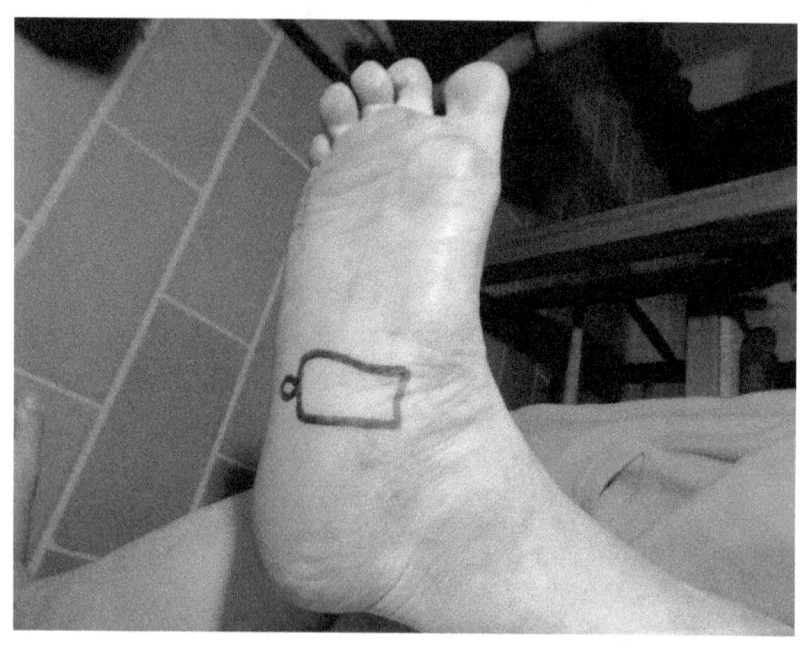

61. Punto Reflex per l'intestino tenue, la grande area.

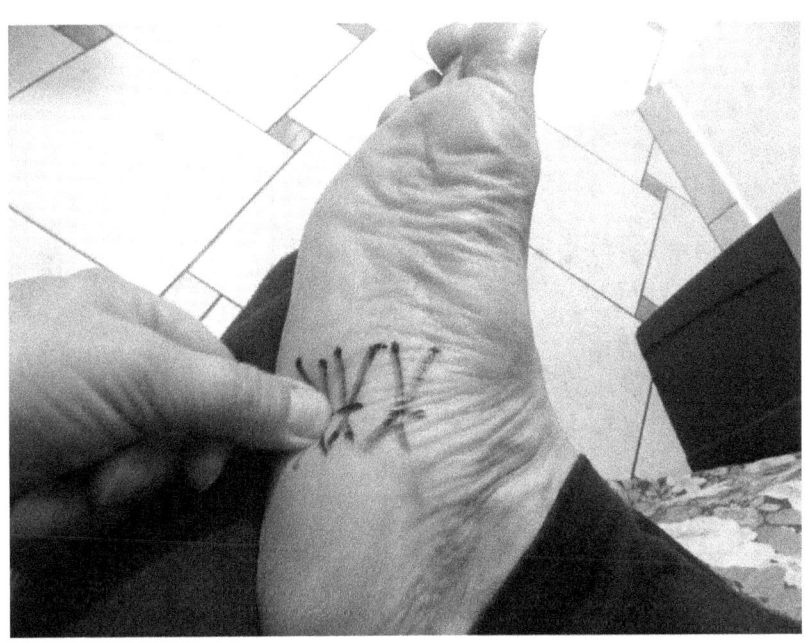

Massaggiare l'intera zona segnata.

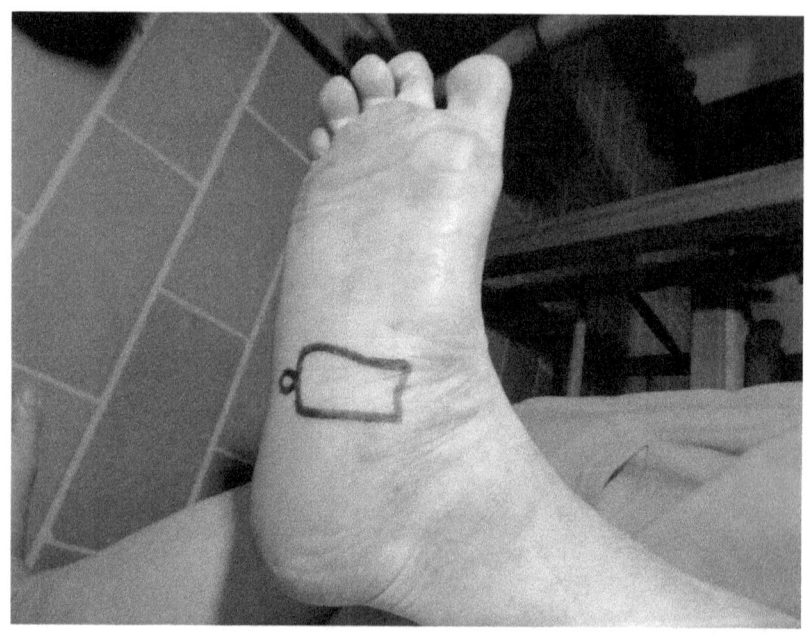

62. Punto Reflex per l'appendice, la piccola
macchia a sinistra.

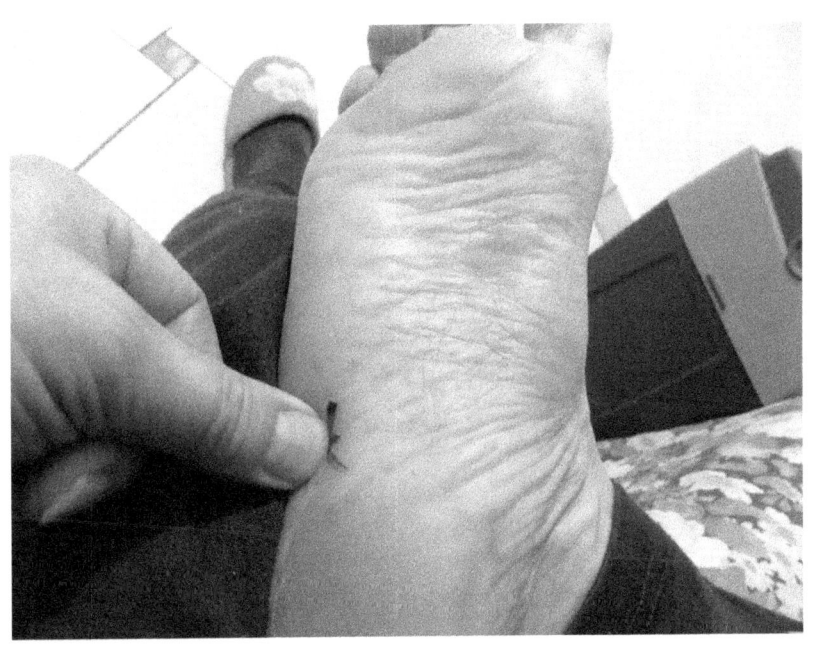

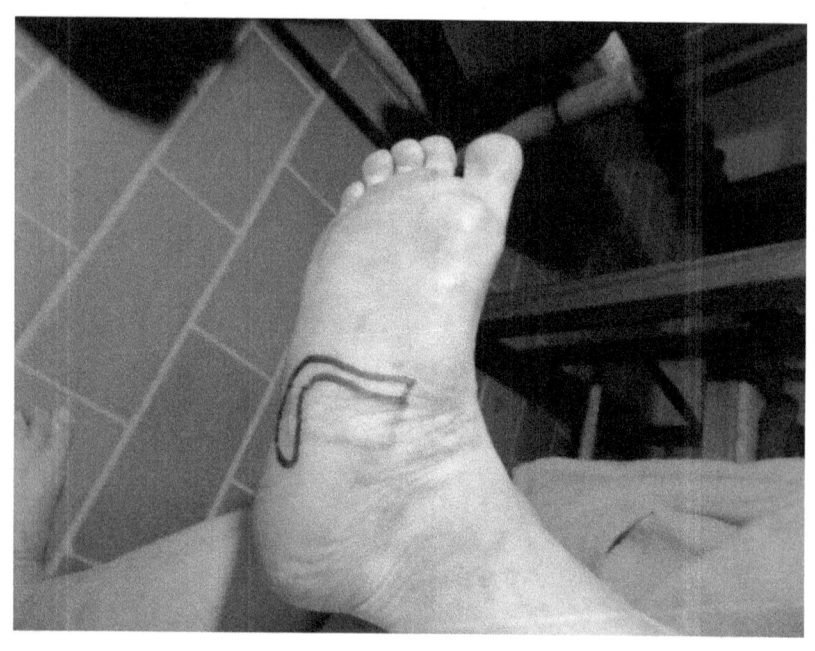

63. Punto Reflex per il colon.

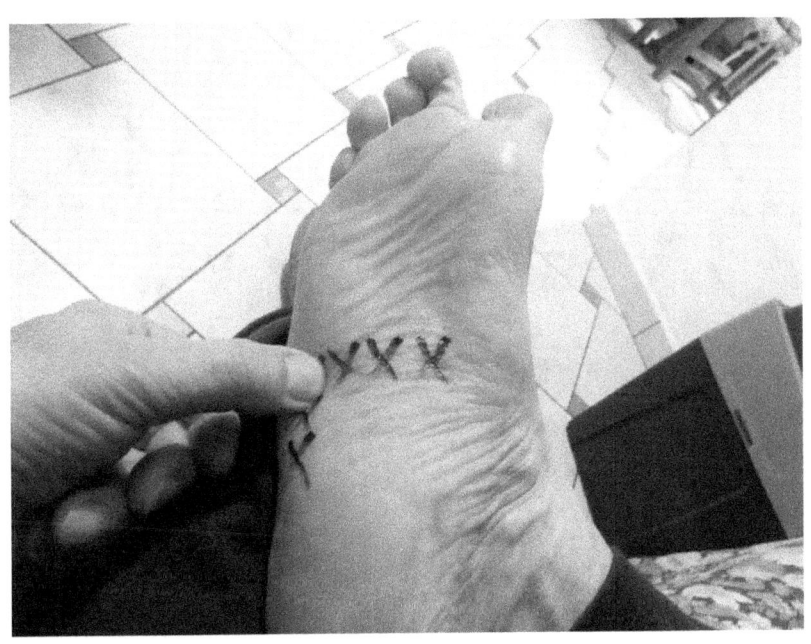

Massaggiare l'intera zona segnata.

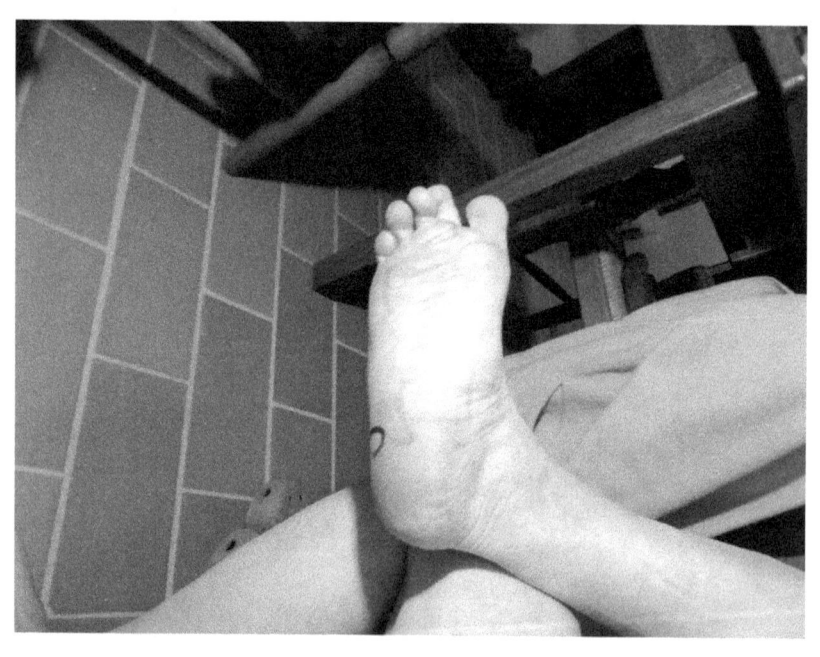

64. Punto Reflex per le ginocchia.

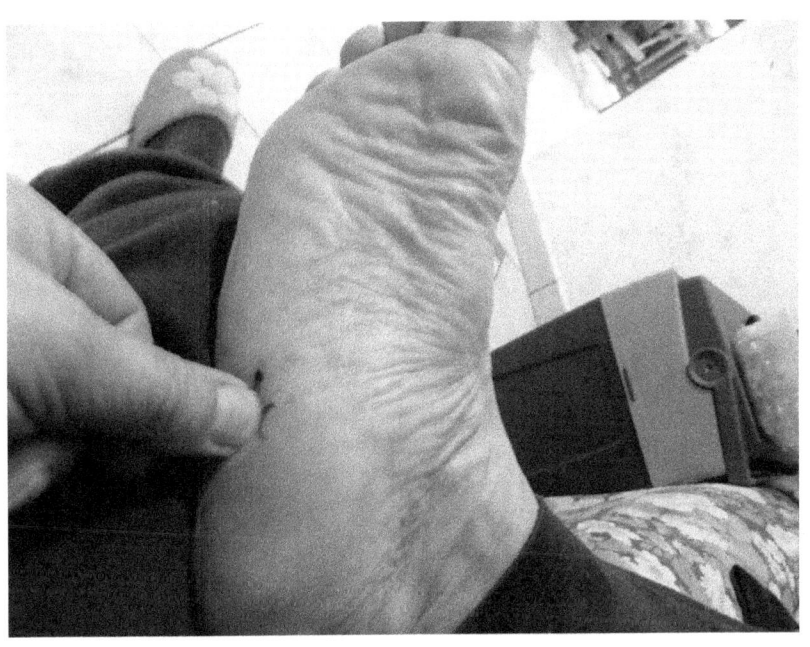

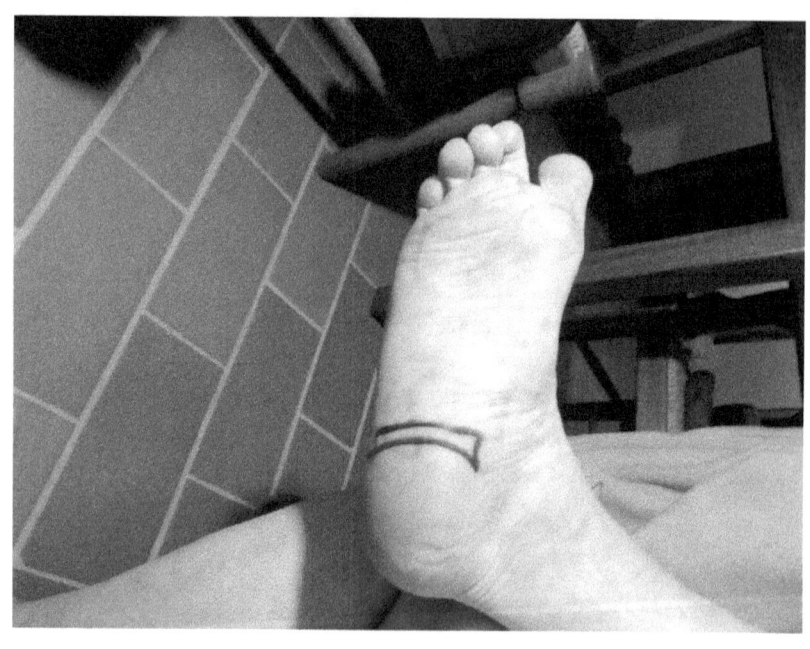

65. Punto Reflex per la sciatica e organi pelvici.

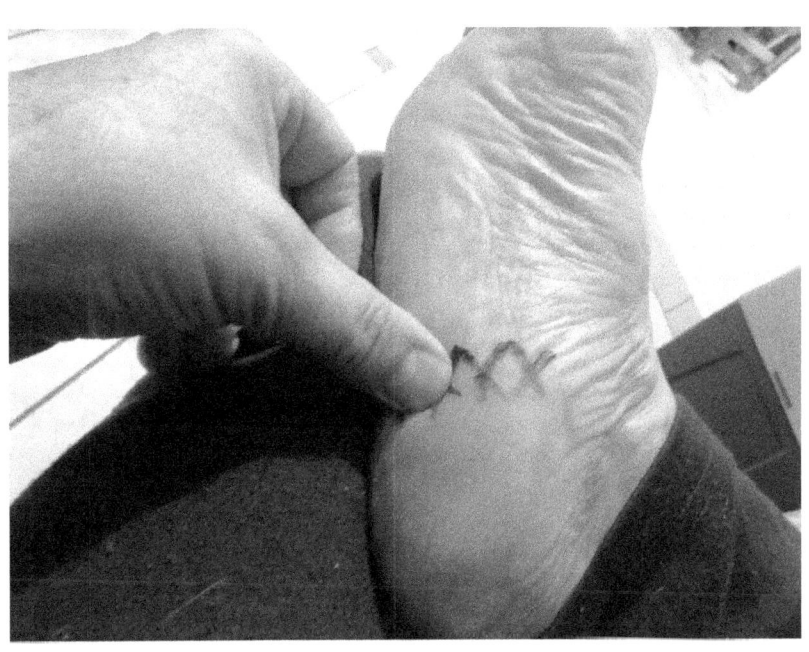

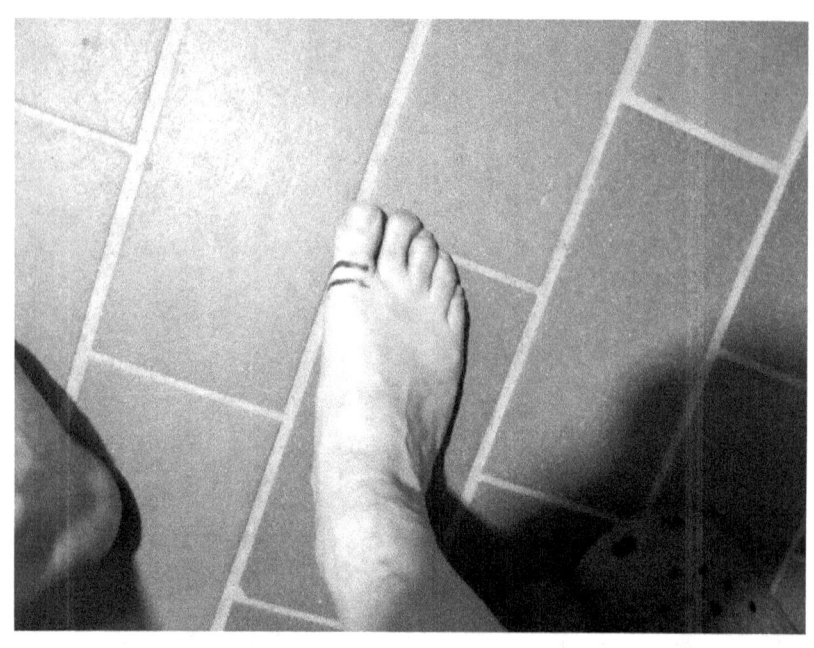

66. Punto Reflex per il naso.

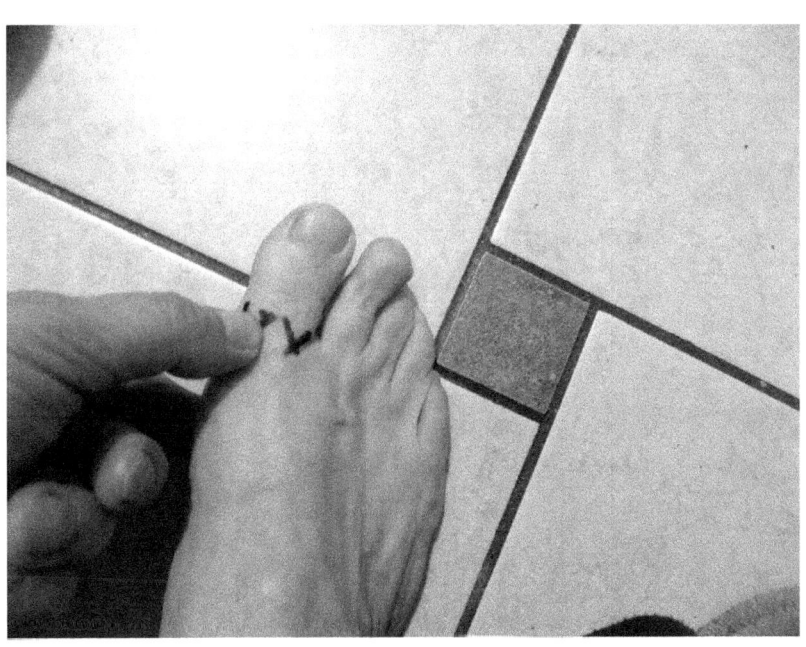

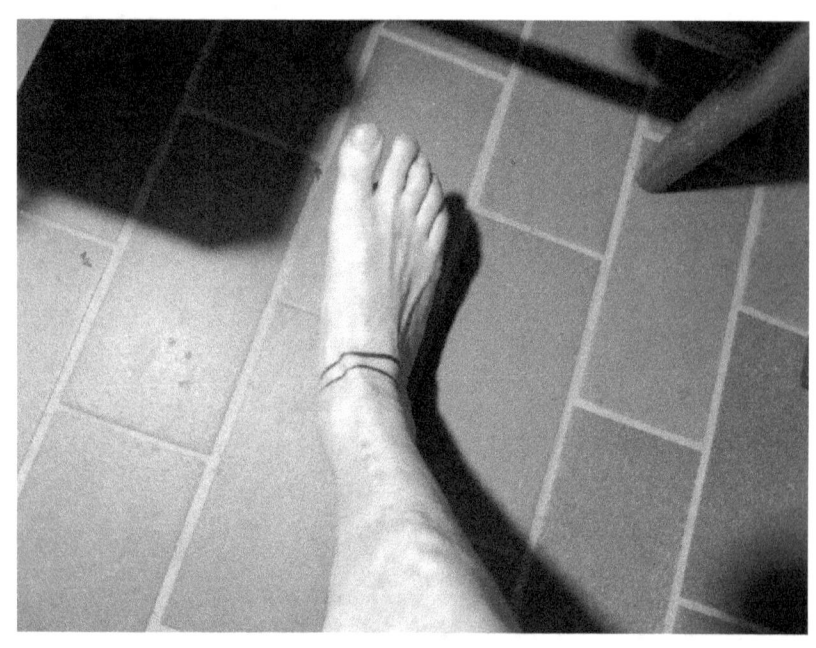

67. Punto Reflex per ovidotto.

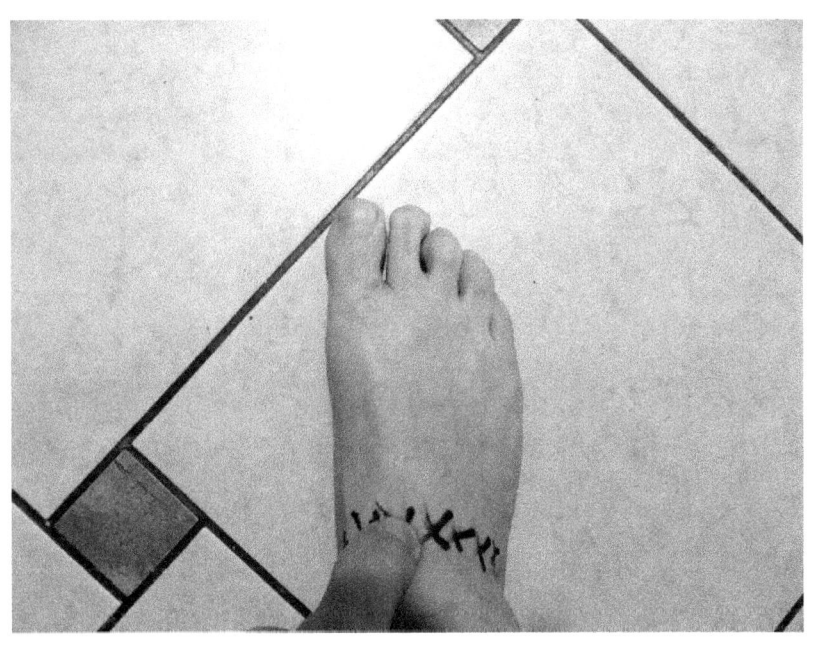

Massaggiare l'intera zona segnata.

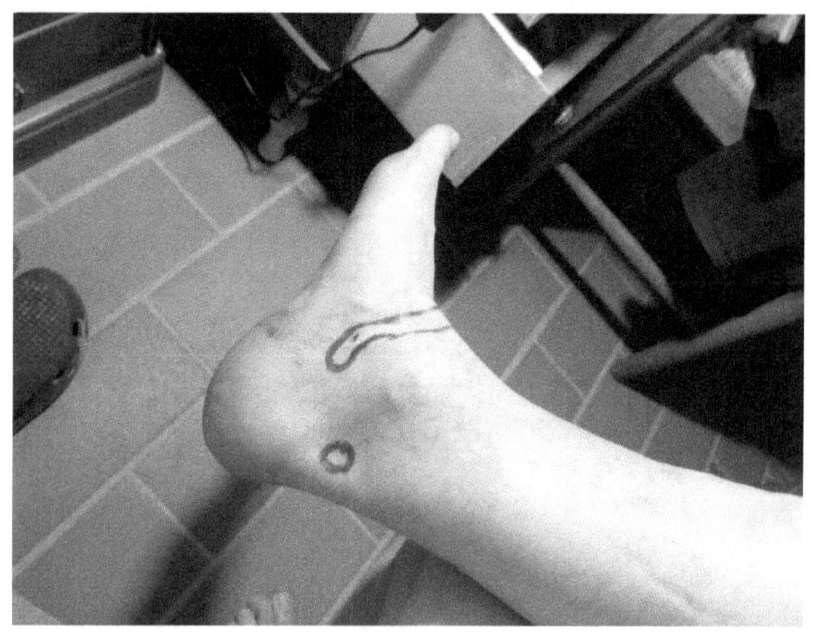

68. Punto Reflex per il retto, la piccola macchia.

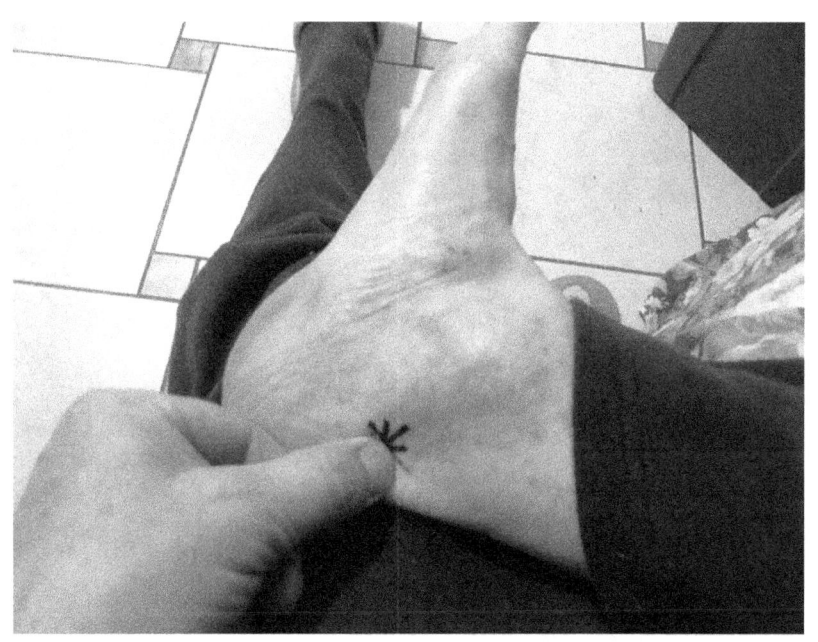

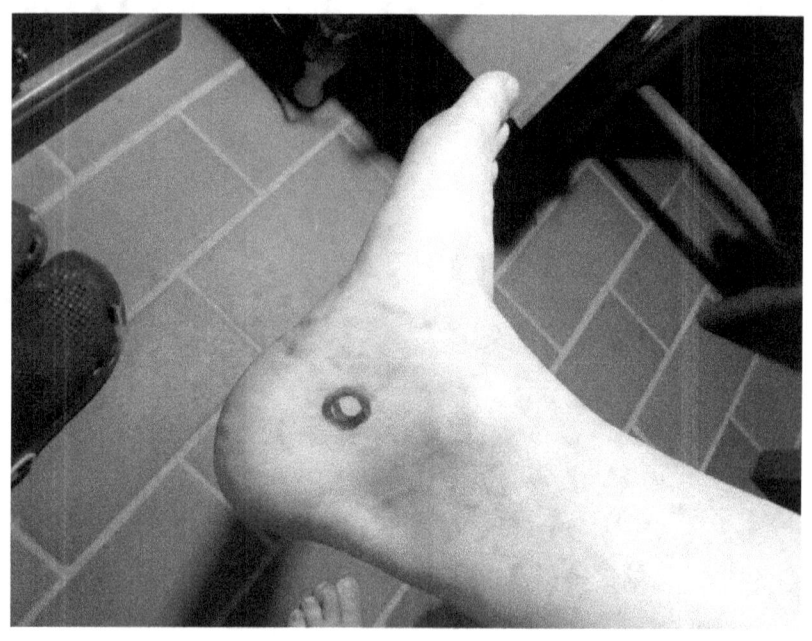

69. Punto Reflex per prostata / utero.

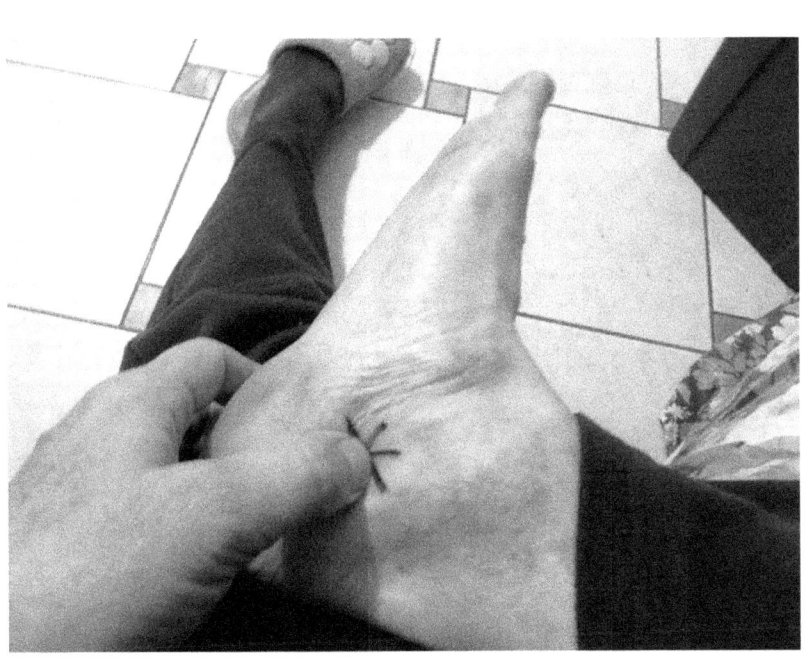

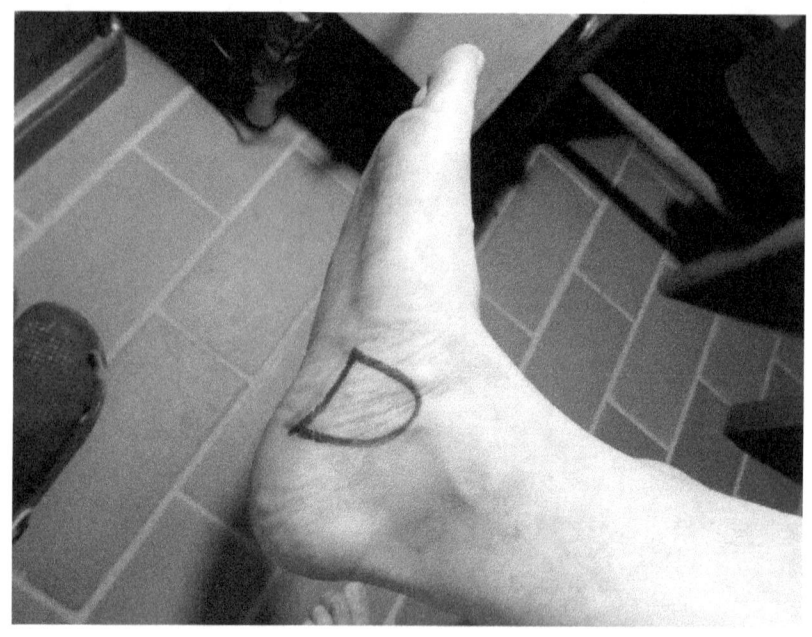

70. Punto Reflex per la vescica.

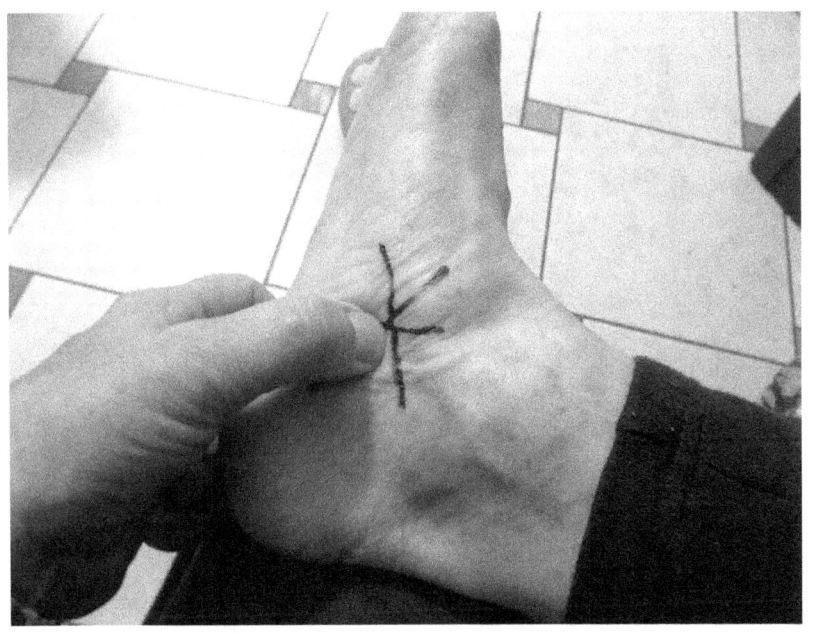

Massaggiare l'intera zona segnata.

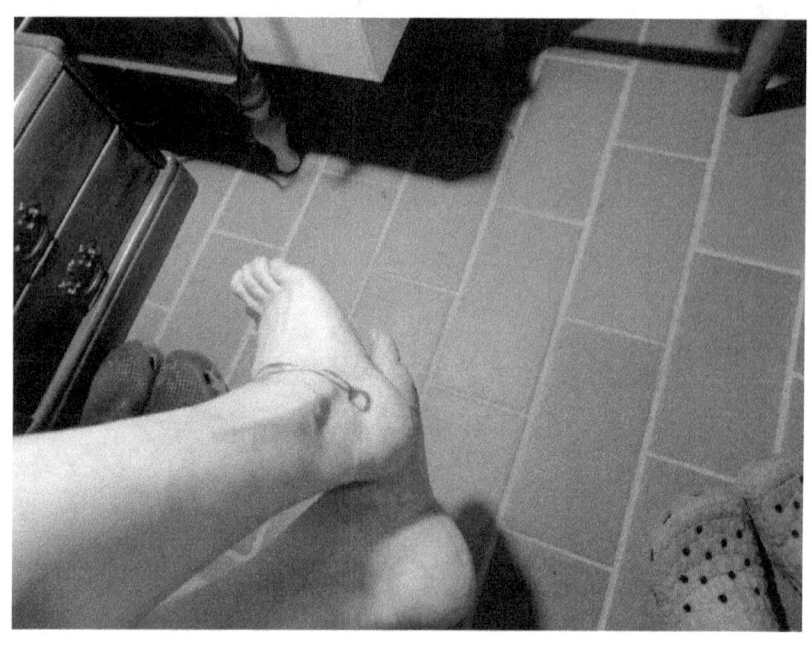

71. Punto Reflex per ovarico / testicolare, la
piccola macchia.

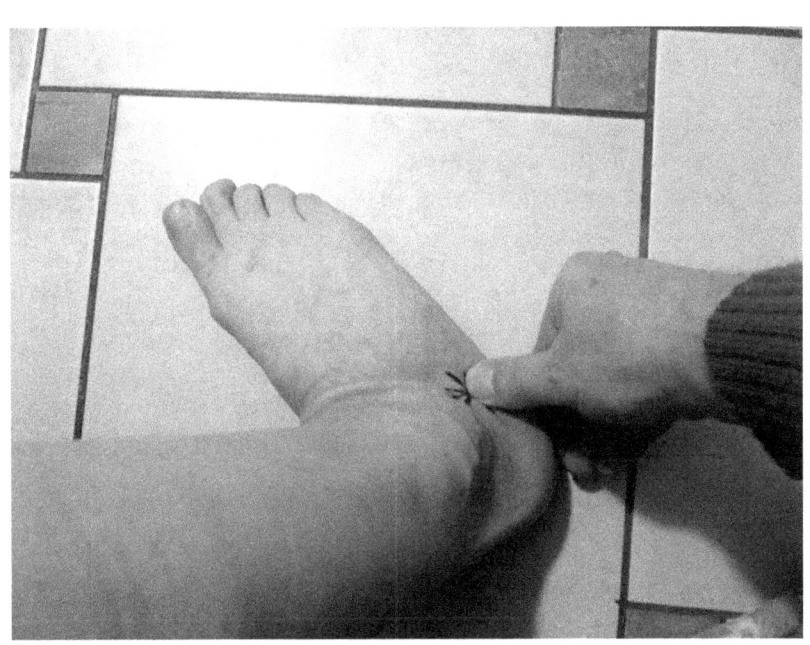

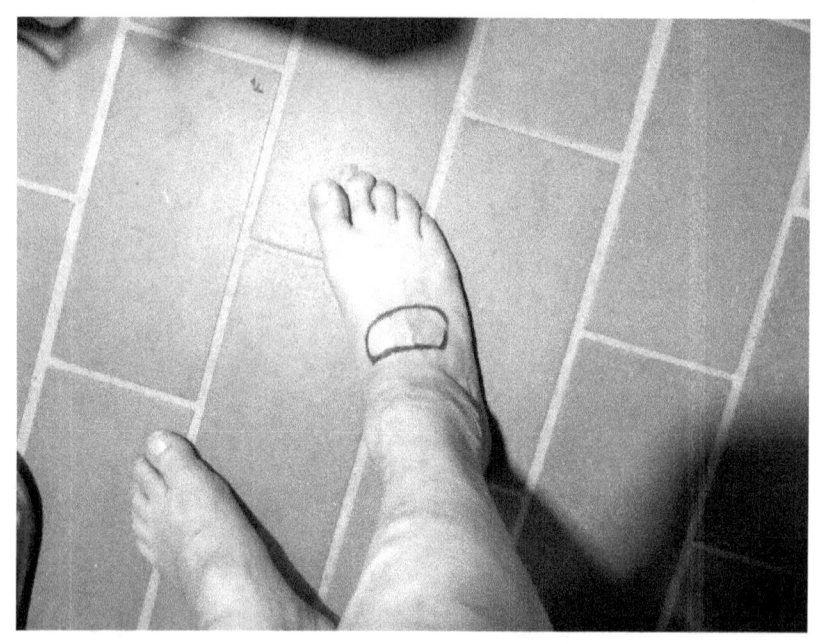

72. Punto riflesso del torace.

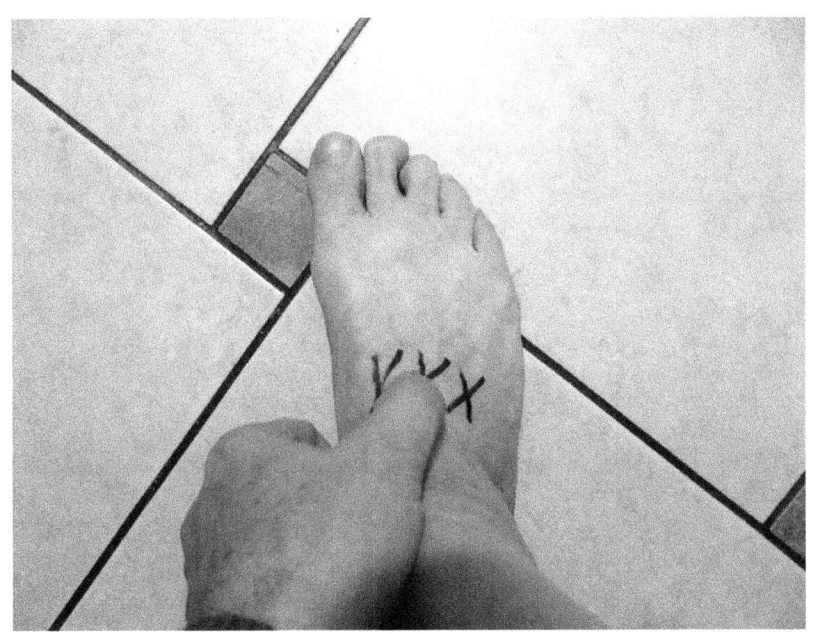

Massaggiare l'intera zona segnata.

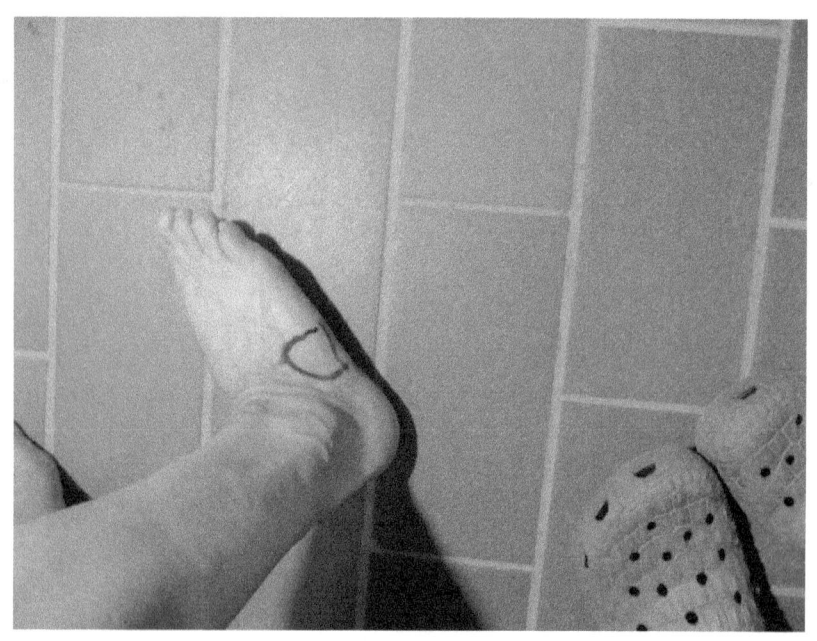

73. Punto Reflex per i fianchi.

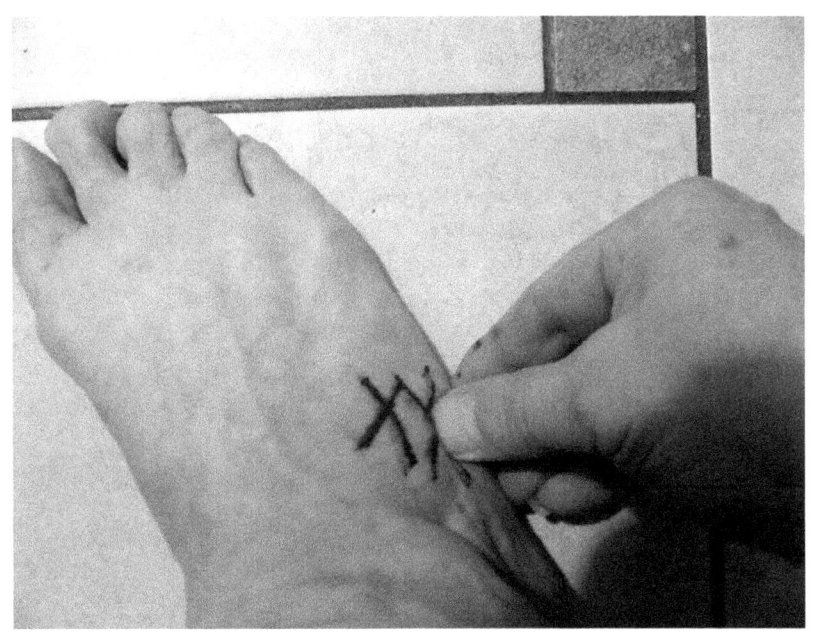

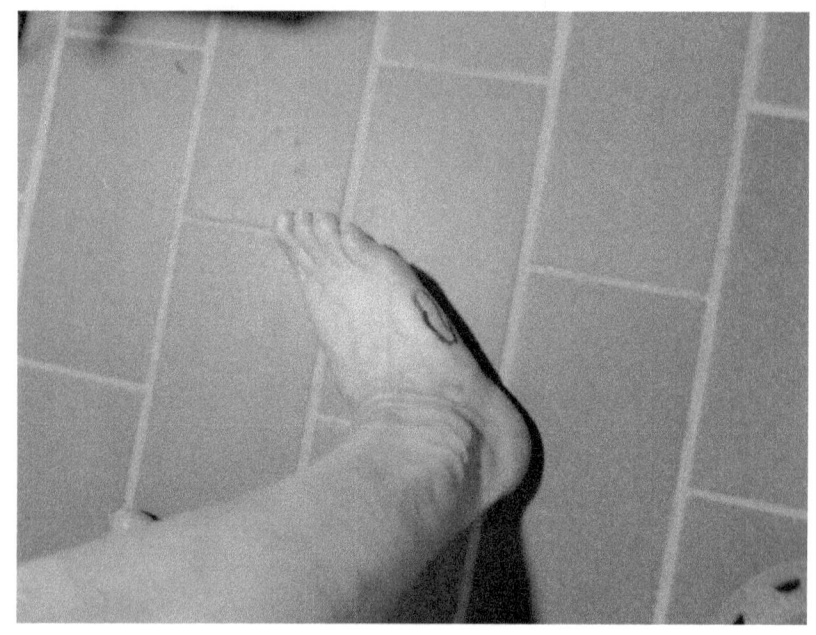

74. Punto riflesso indiretto per il gomito.

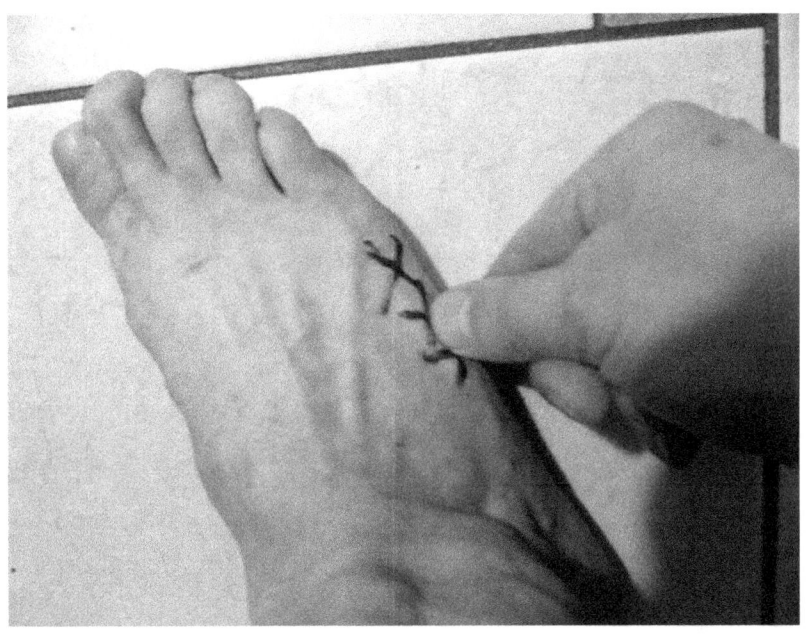

Massaggiare l'intera zona segnata.

Descrizione dei punti riflessi mano sinistro

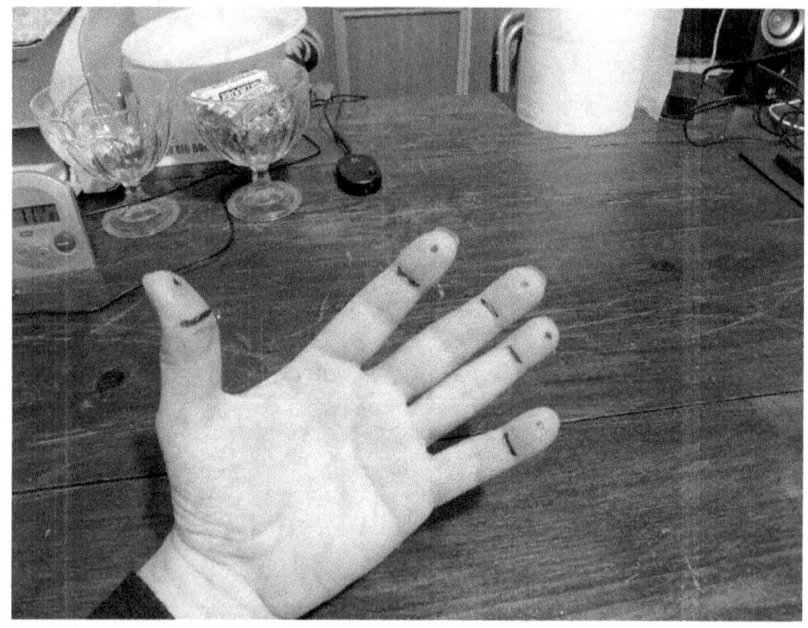

1. Punto Reflex per testa, cervello, seni nasali.

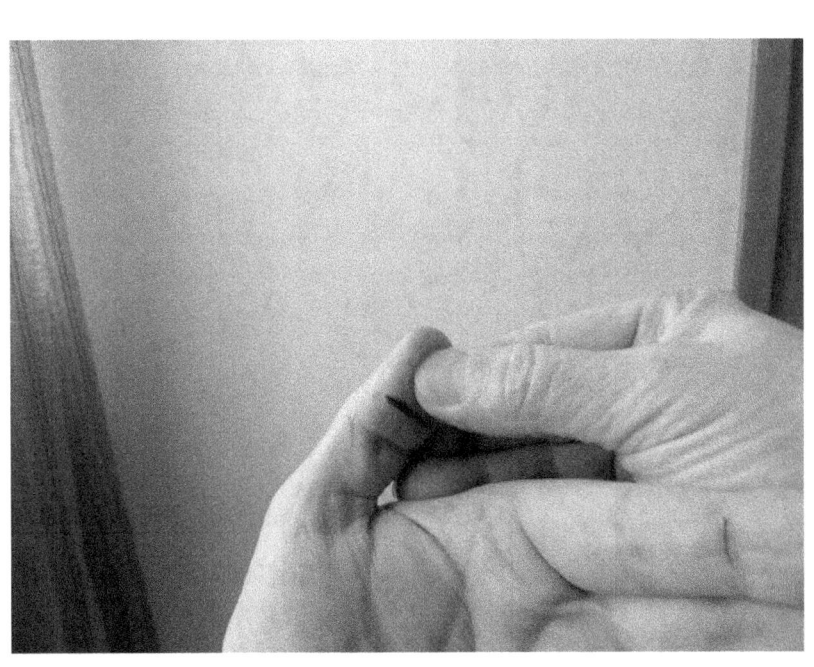

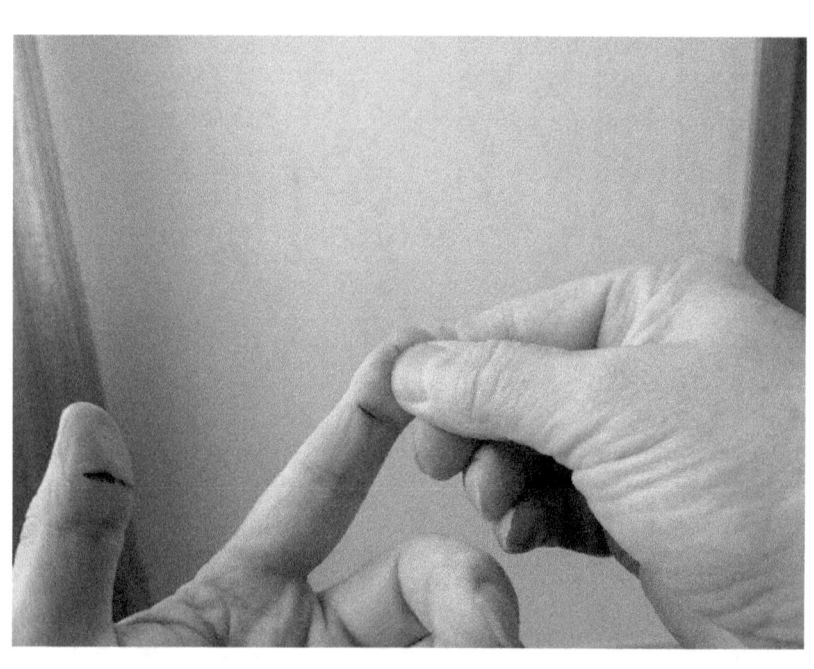

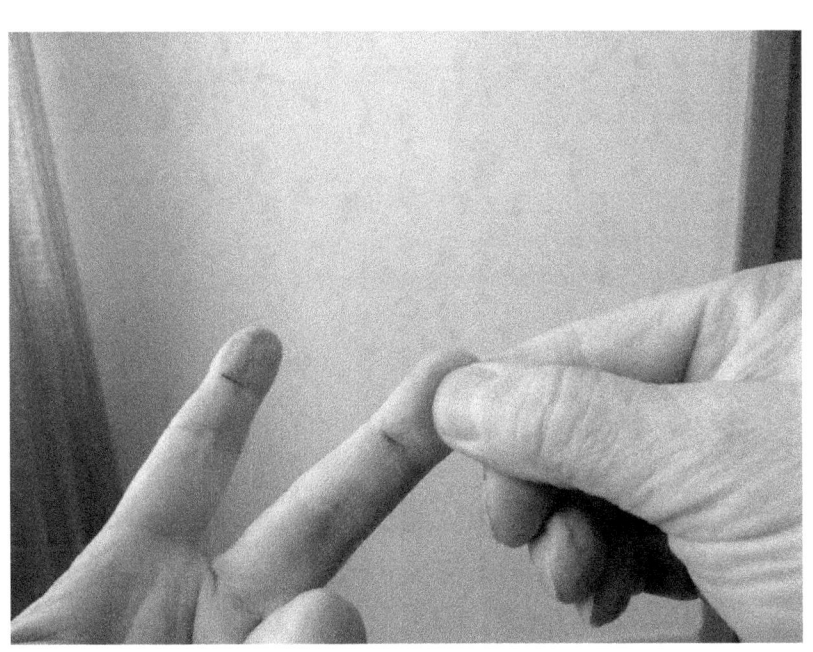

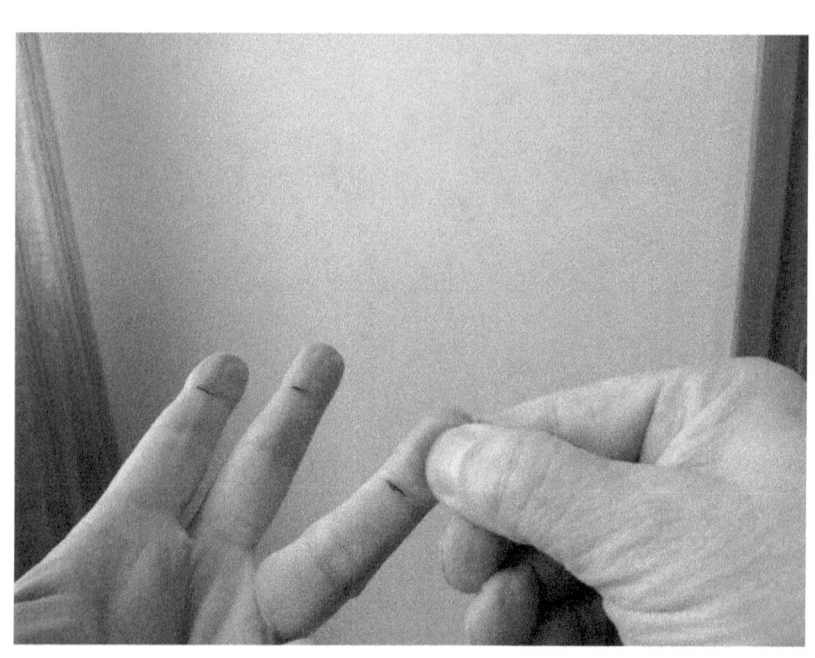

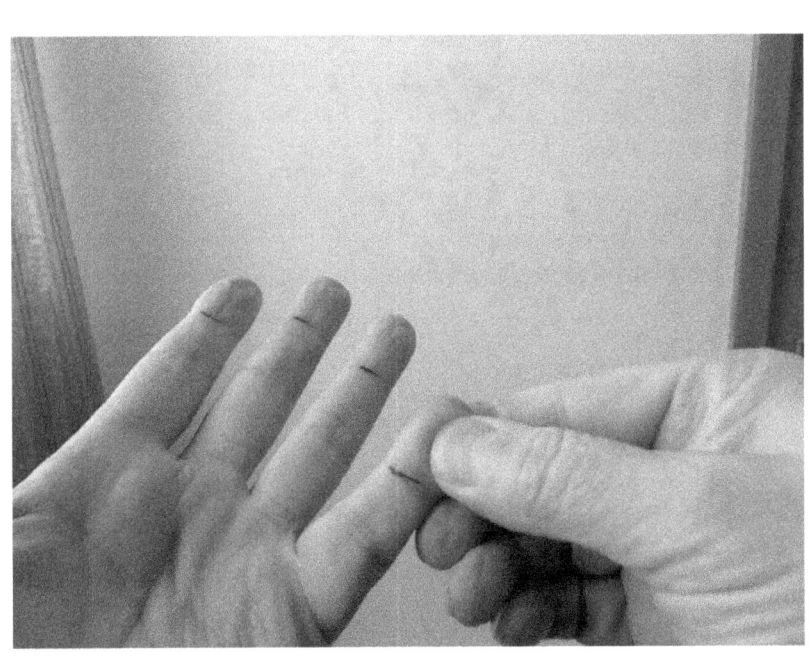

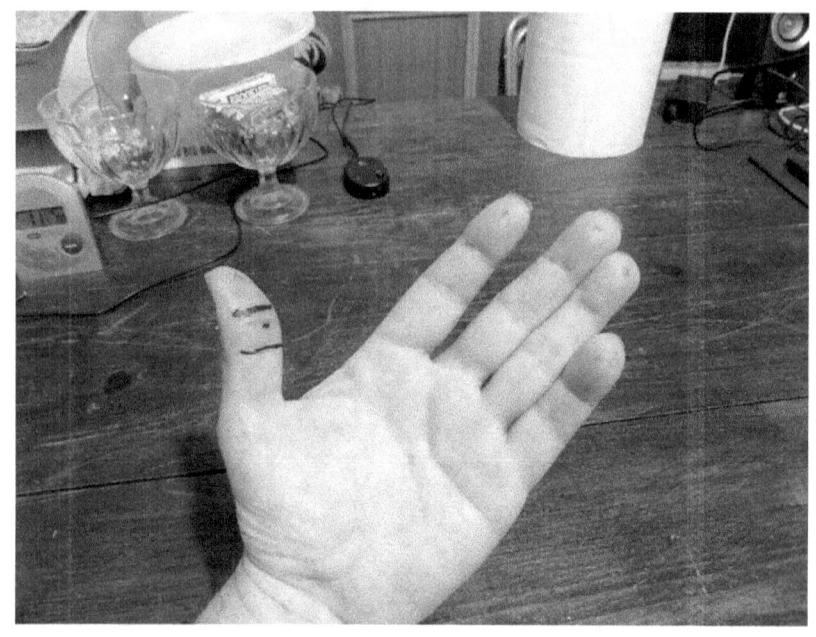

2. Punto Reflex per la grande cervello, cerebrale.

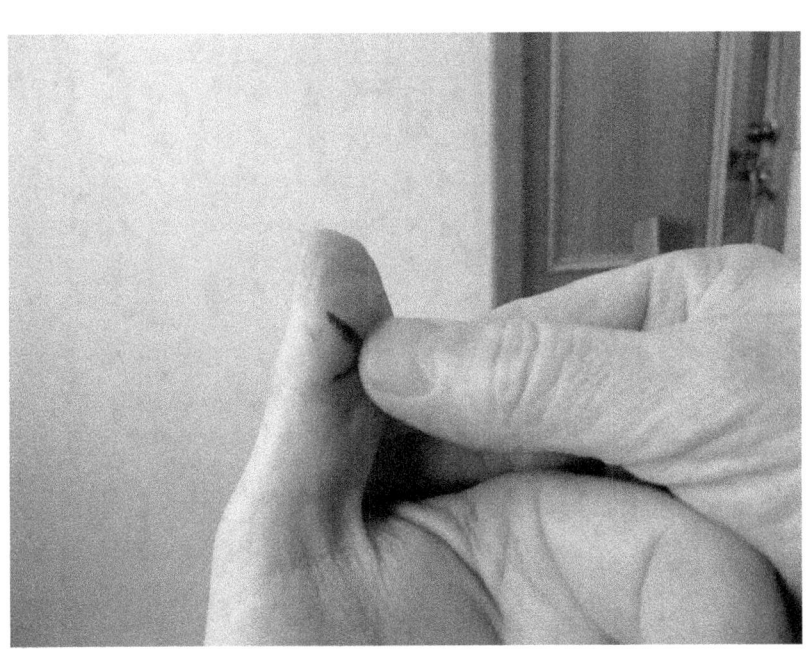

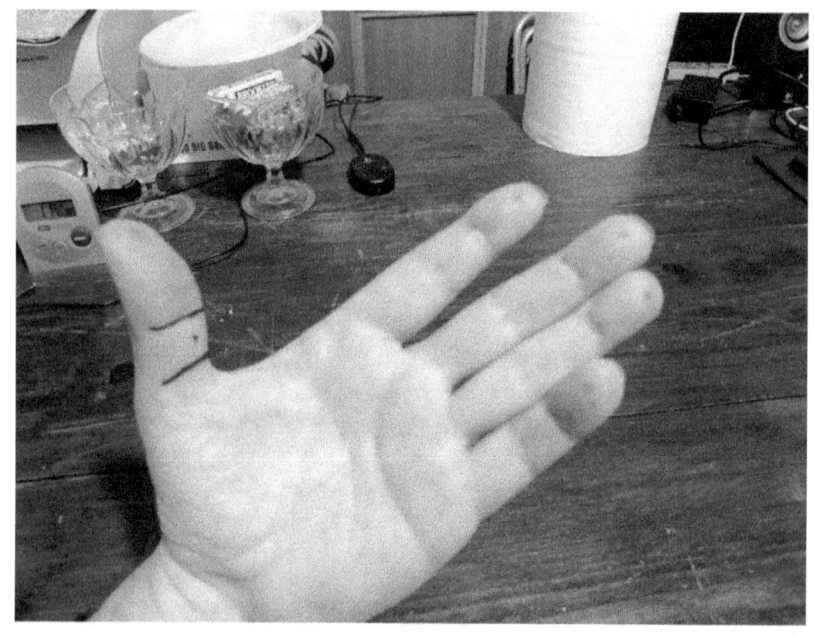

3. Punto Reflex per collo.

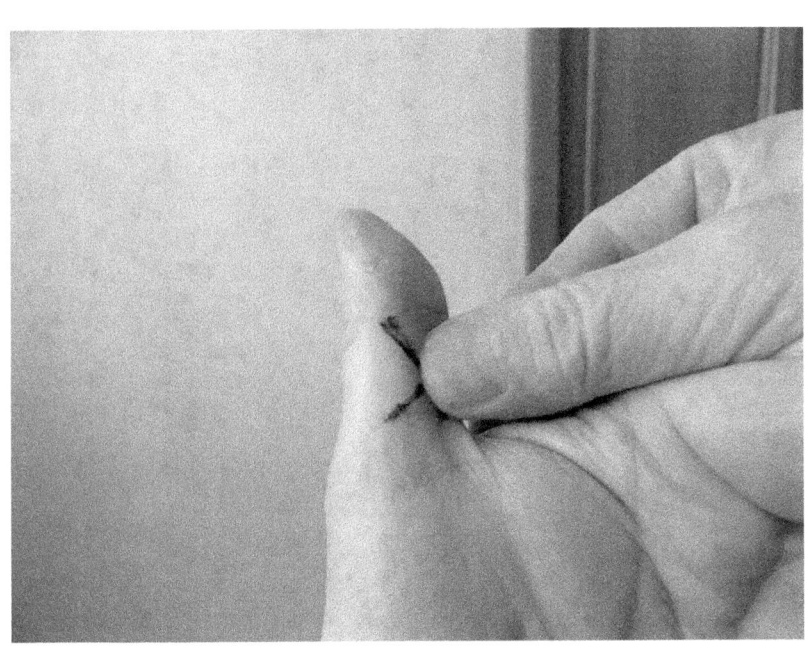

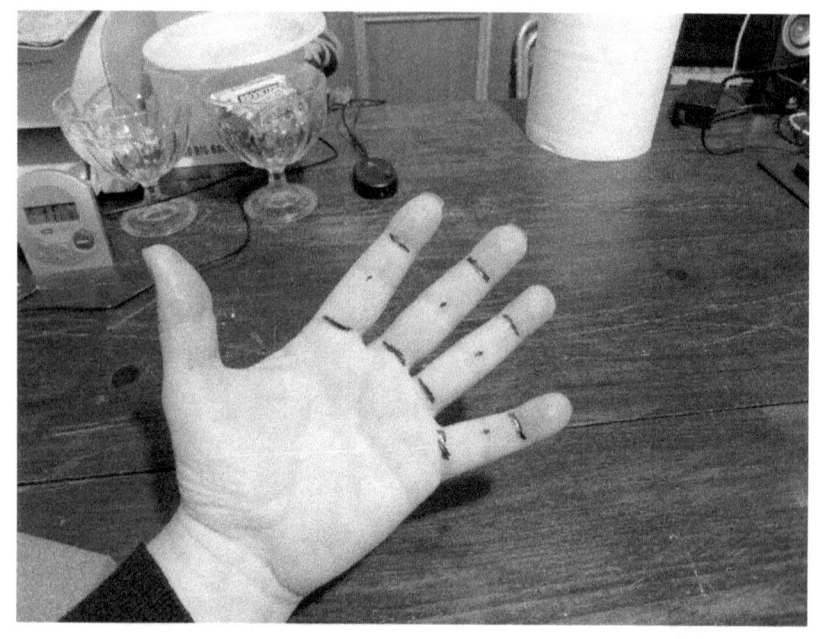

4. Punto Reflex per i nervi.

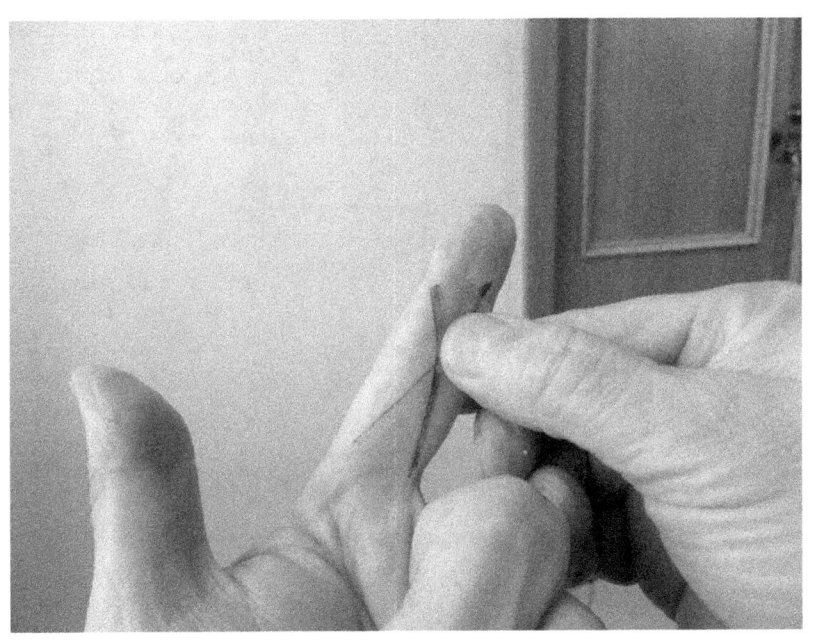

Massaggiare l'intera zona segnata.

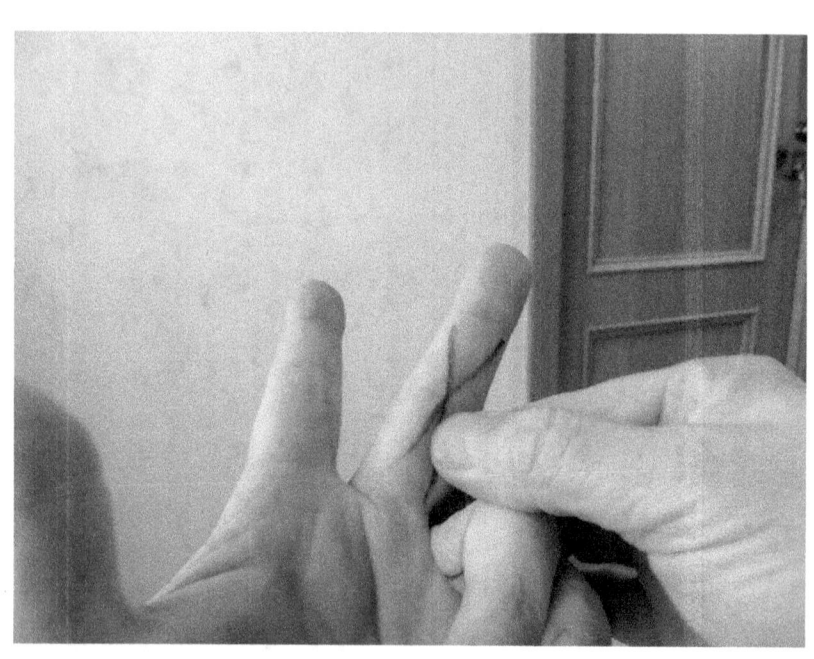

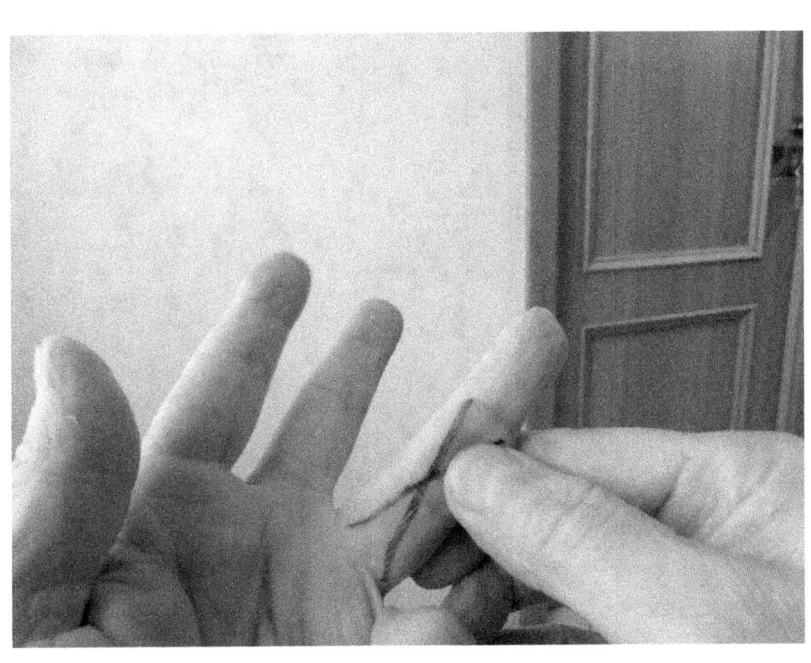

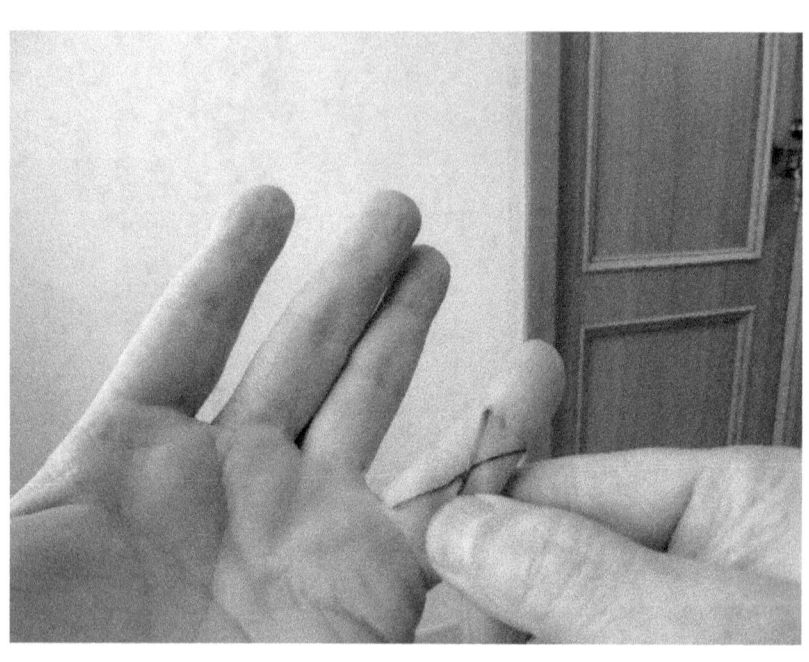

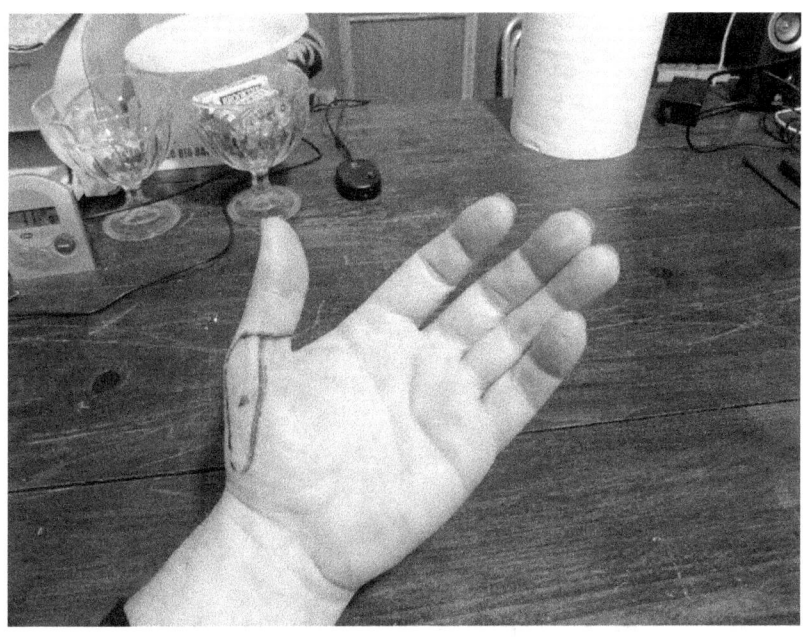

5. Punto Reflex per la colonna vertebrale.

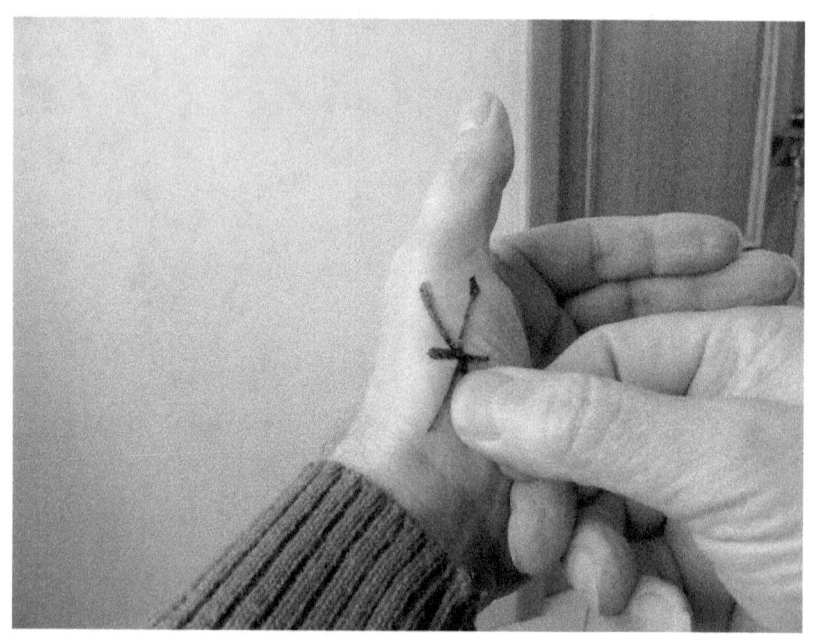

Massaggiare l'intera zona segnata.

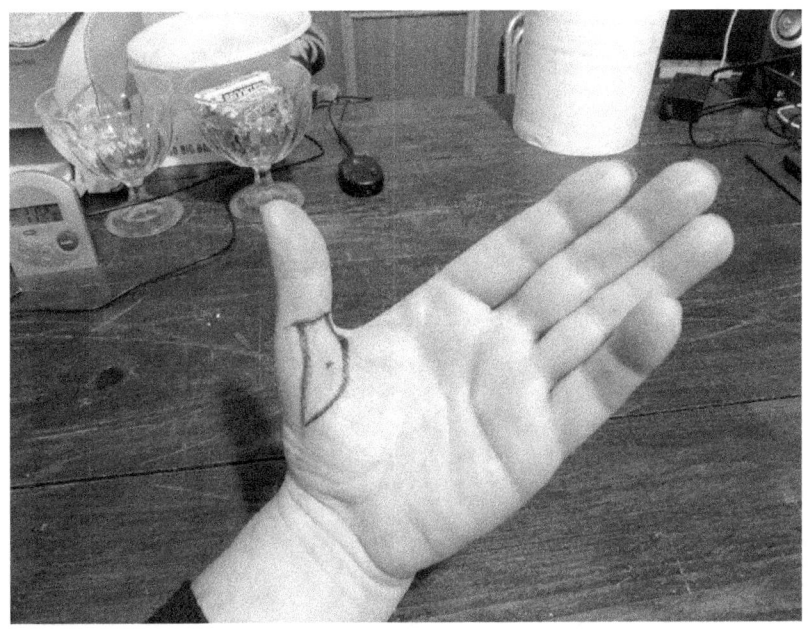

6. Punto Reflex per la tiroide.

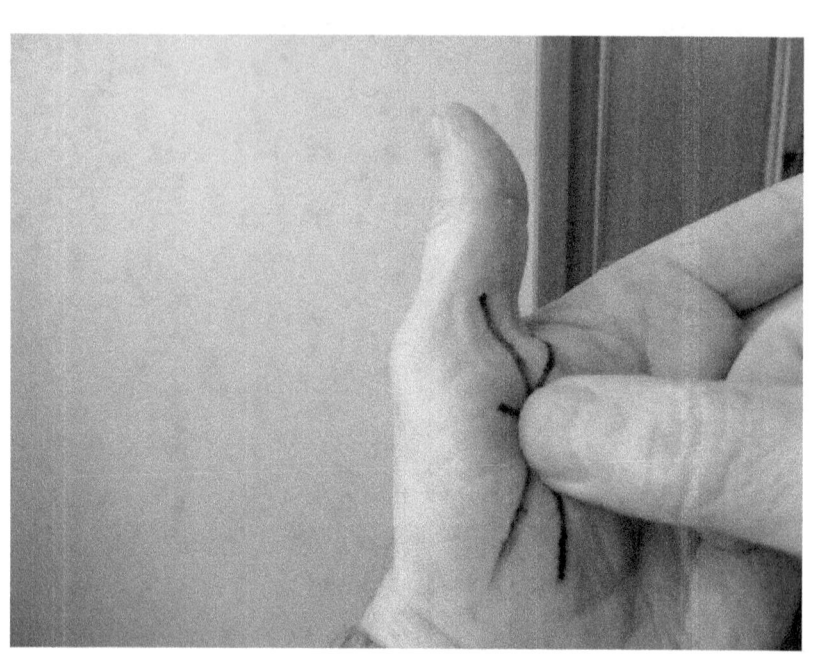

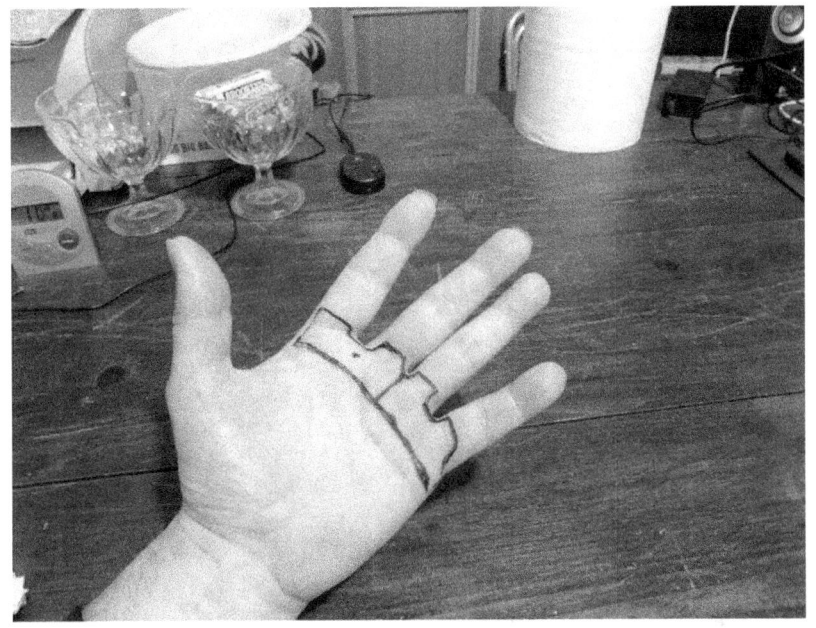

7. Punto Reflex la metà sinistra sugli occhi.

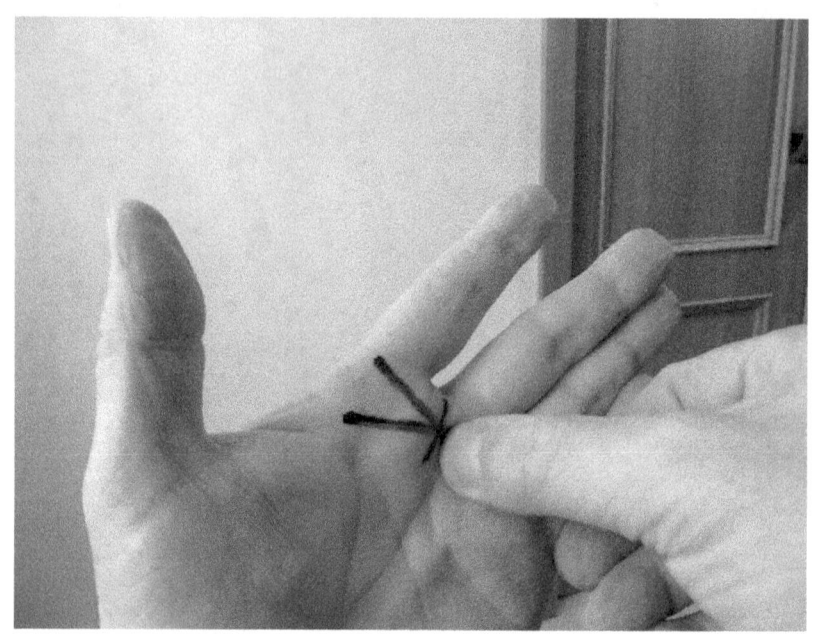

Massaggiare l'intera zona segnata.

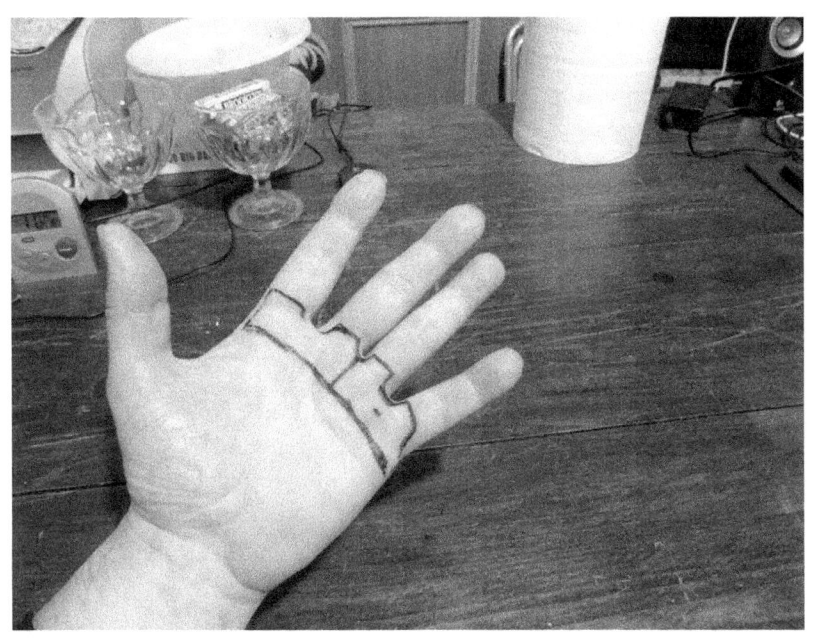

8. Punto Reflex la metà destra per le orecchie.

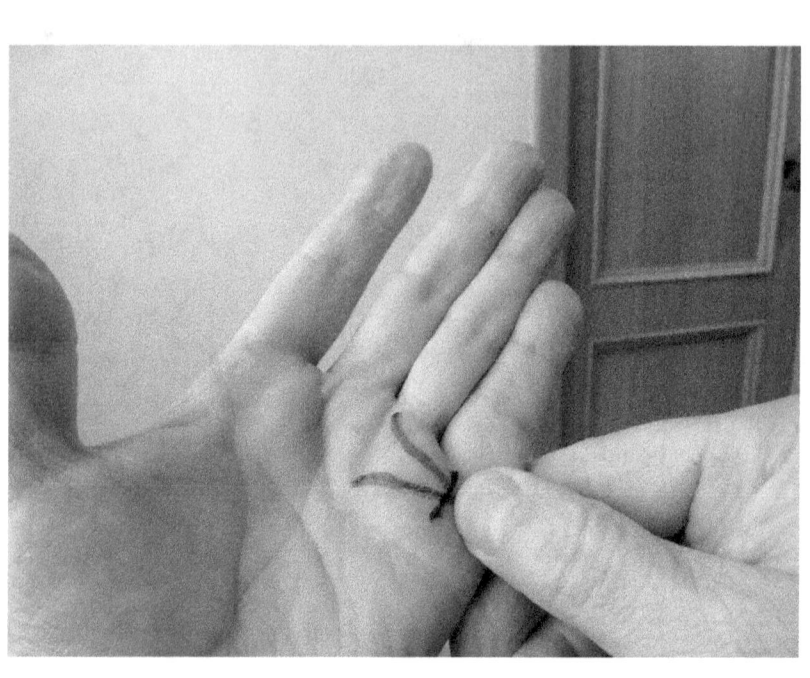

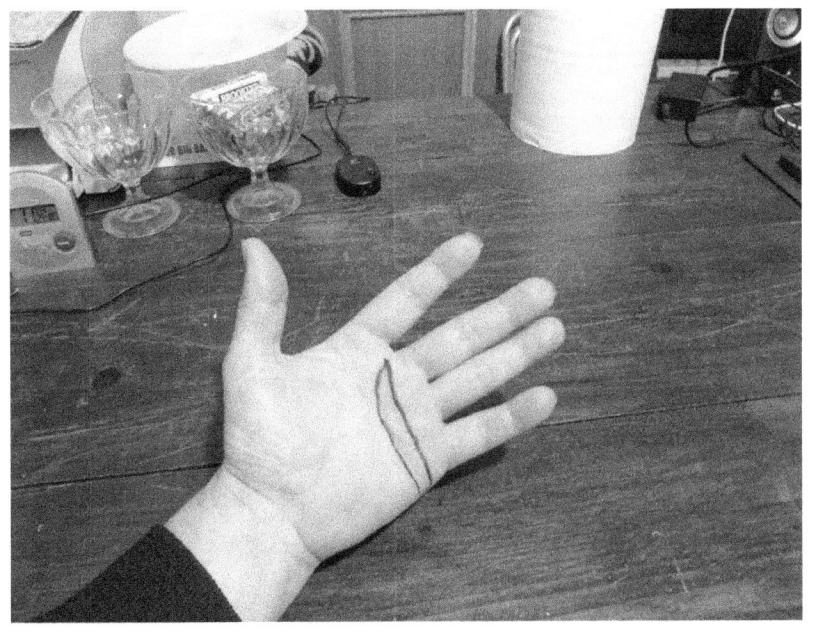

9. Punto Reflex per i polmoni.

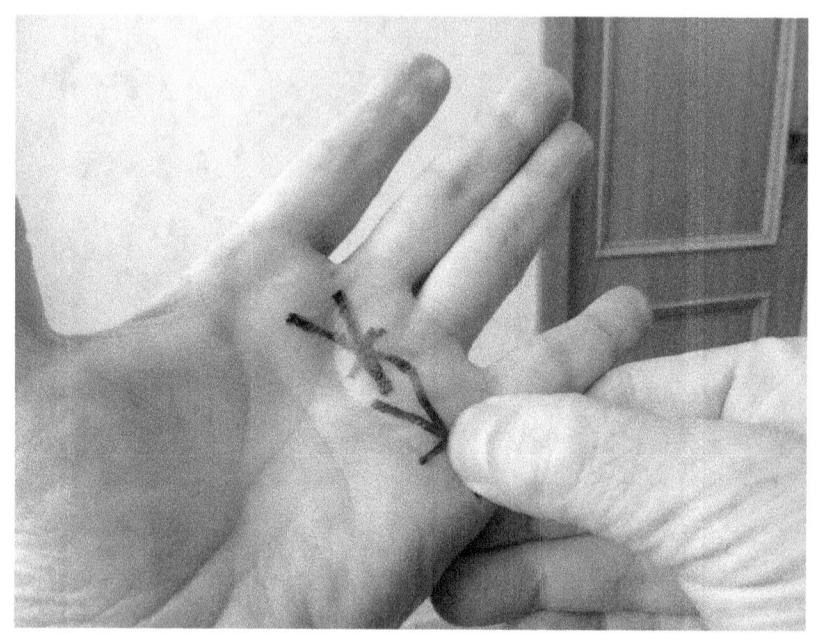

Massaggiare l'intera zona segnata.

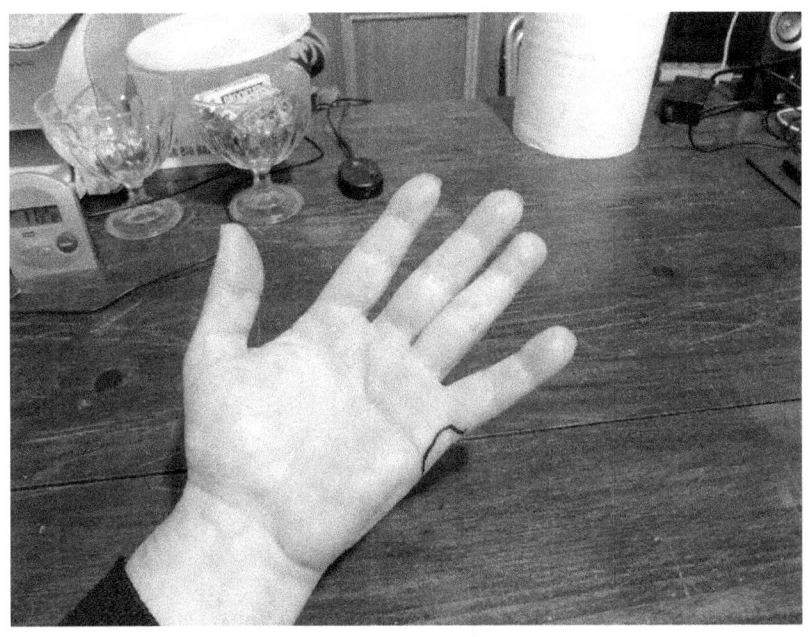

10. Punto Reflex per la spalla.

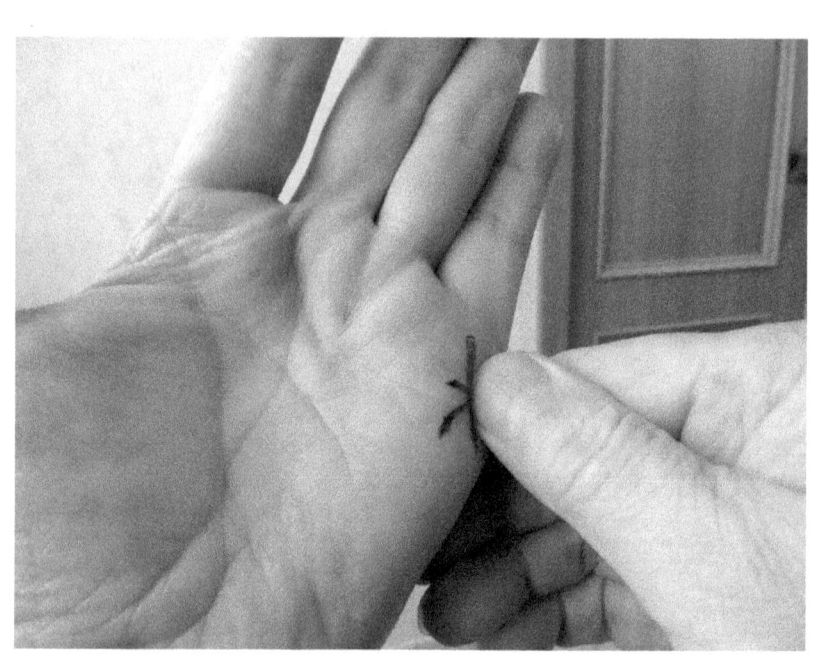

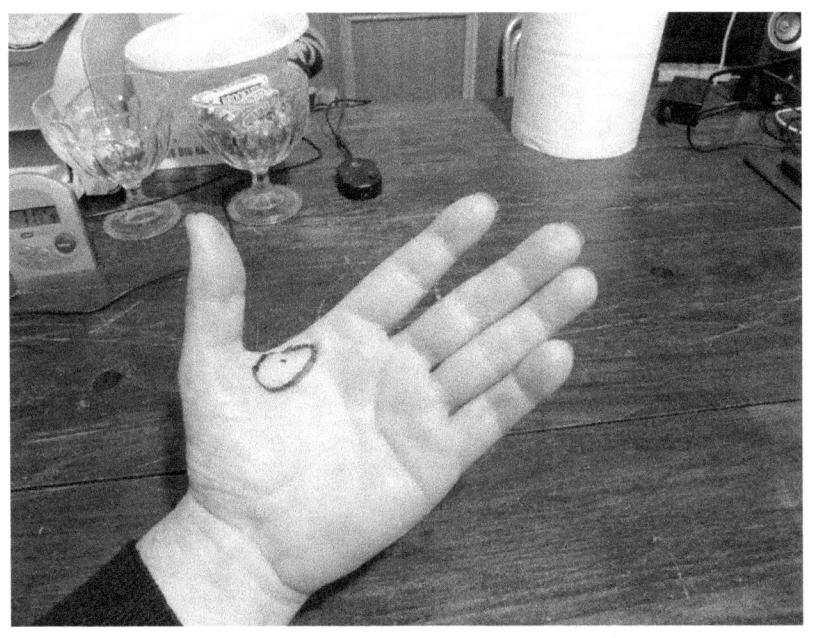

11. Punto Reflex per lo stomaco.

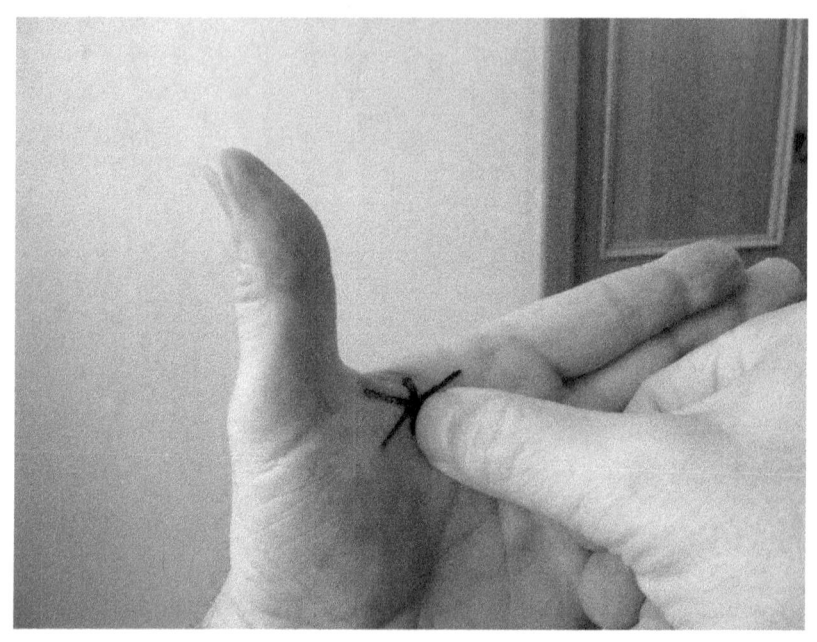

Massaggiare l'intera zona segnata.

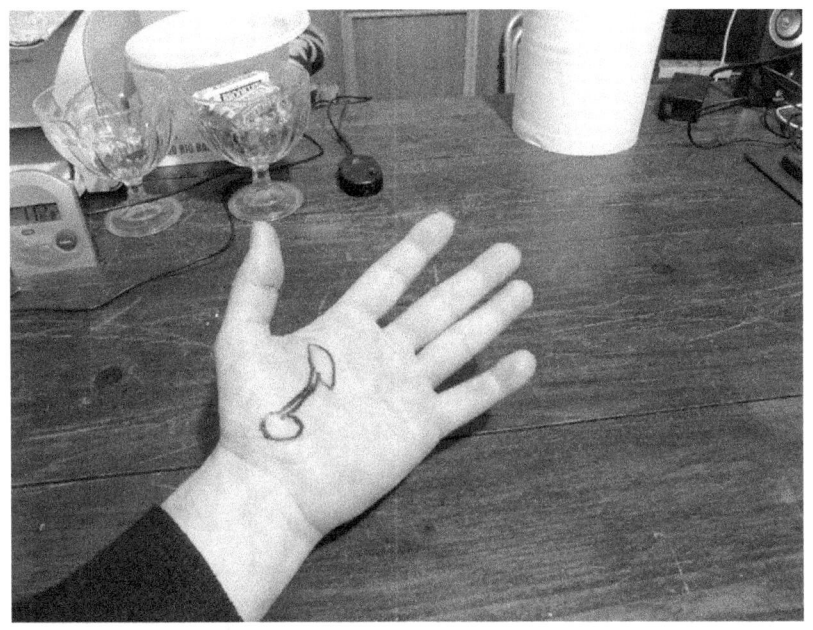

12. Punto Reflex ai reni. Il punto superiore.

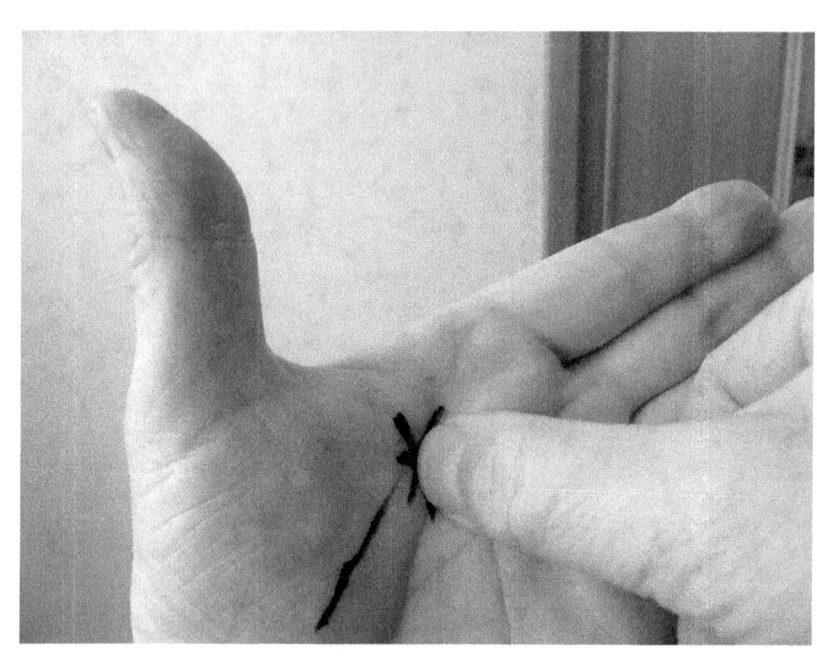

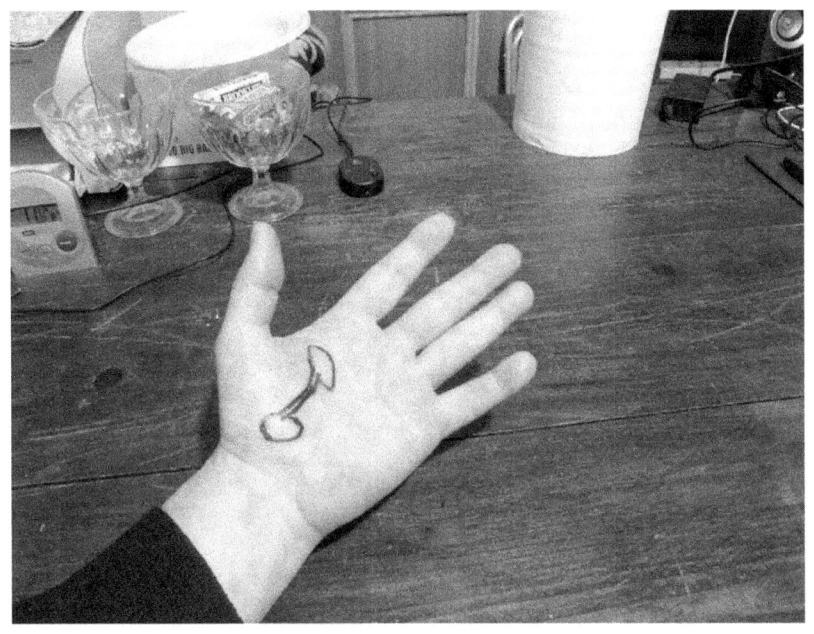

13. Punto Reflex per la vescica. Il punto più basso.

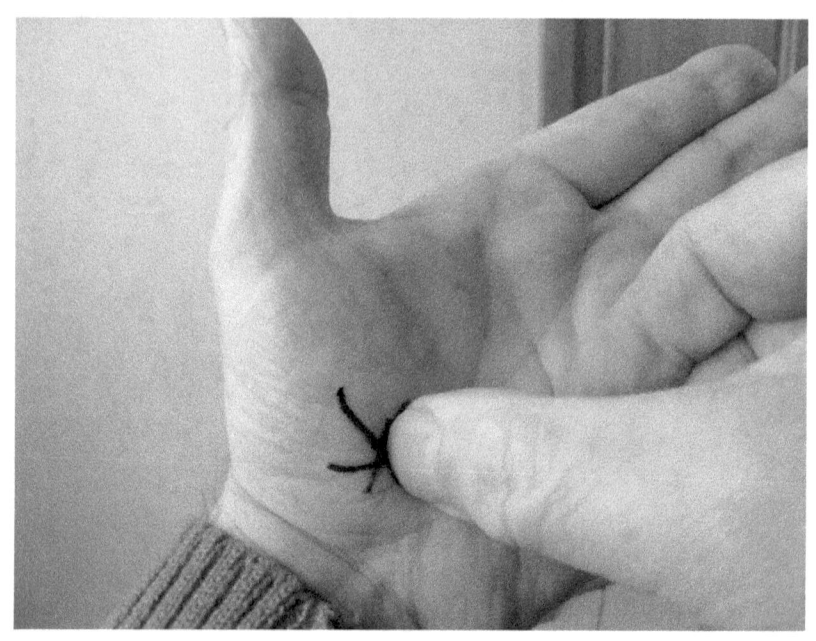

Massaggiare l'intera zona segnata.

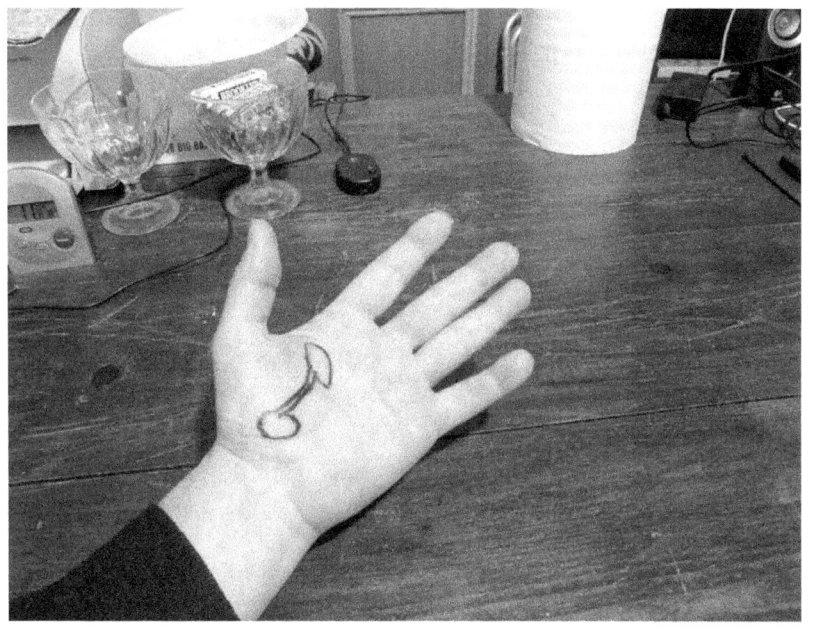

14. Punto Reflex per l'uretere. Tra i reni e vescica.

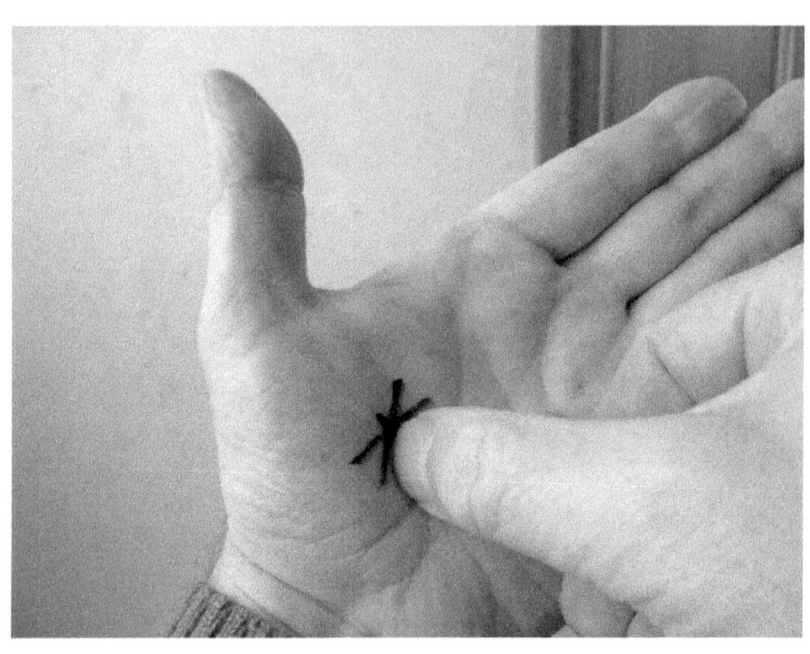

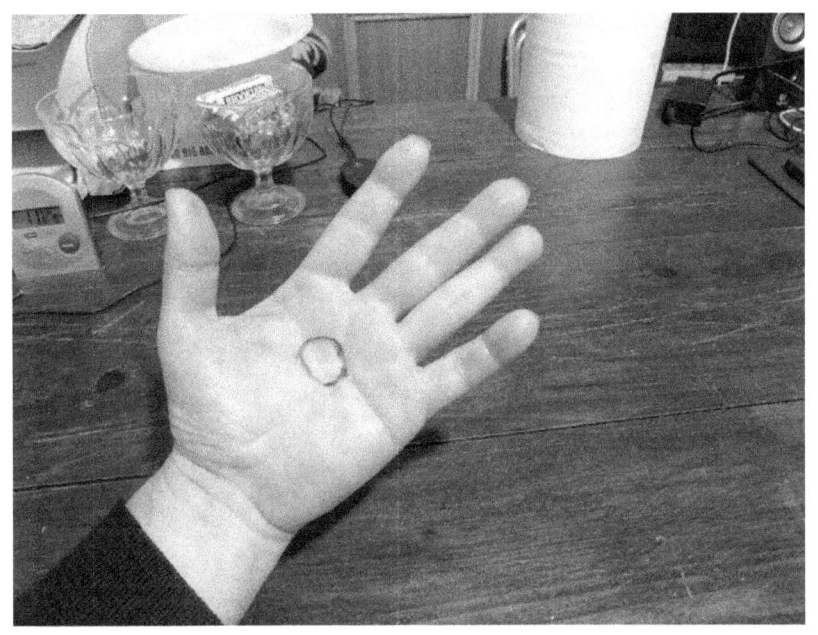

15. Punto Reflex per il plesso solare.

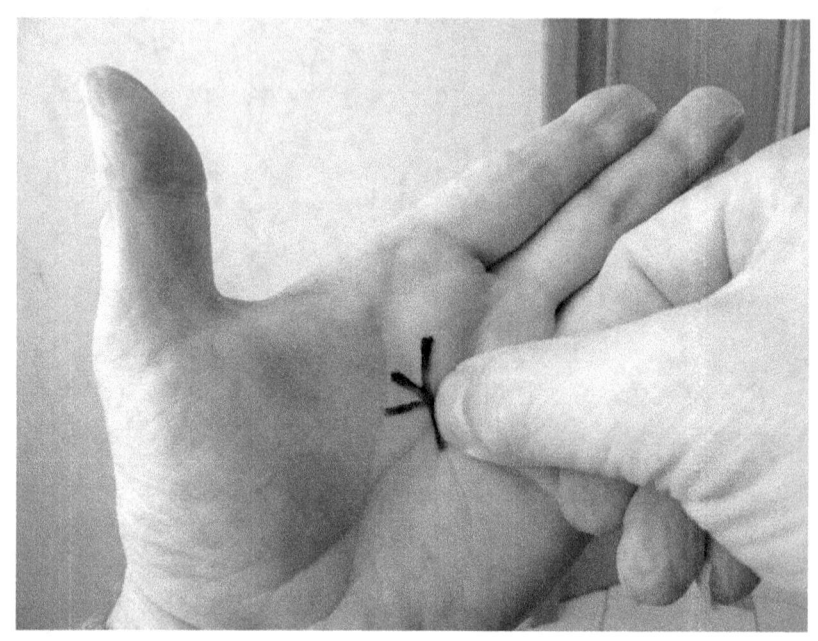

Massaggiare l'intera zona segnata.

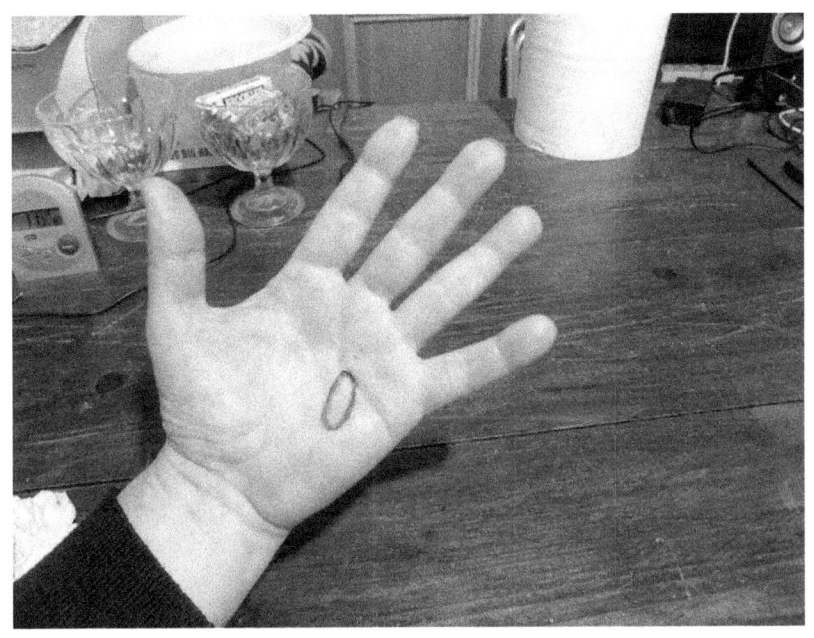

16. Punto Reflex per il cuore.

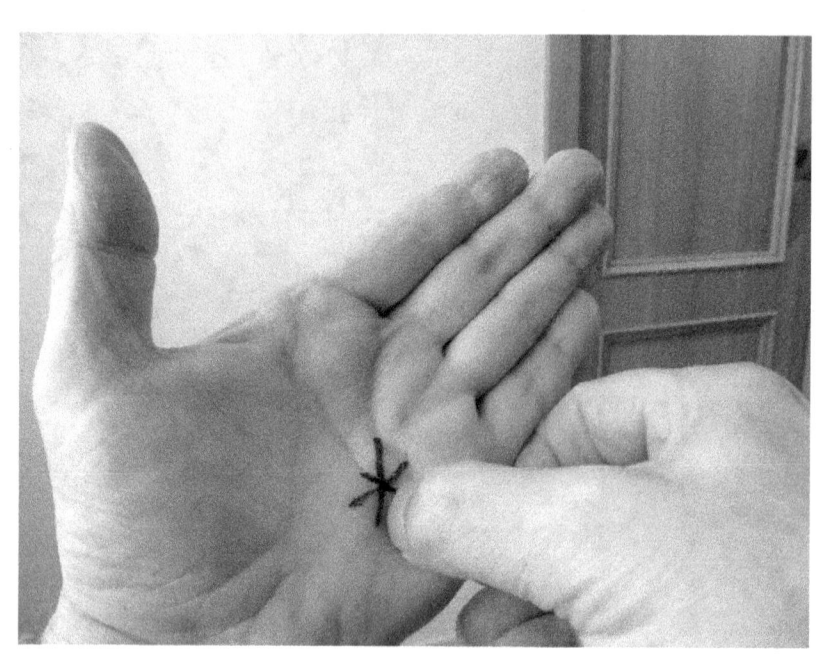

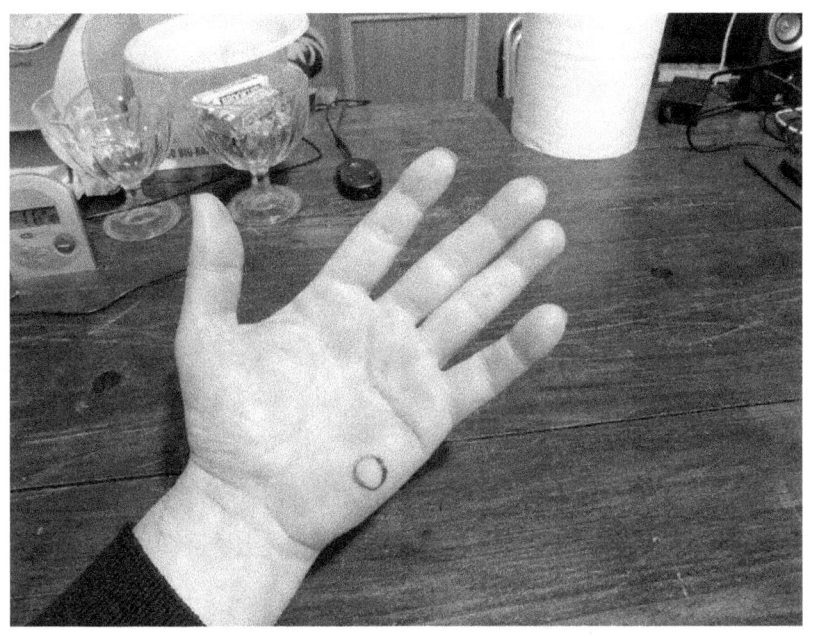

17. Punto Reflex per la milza.

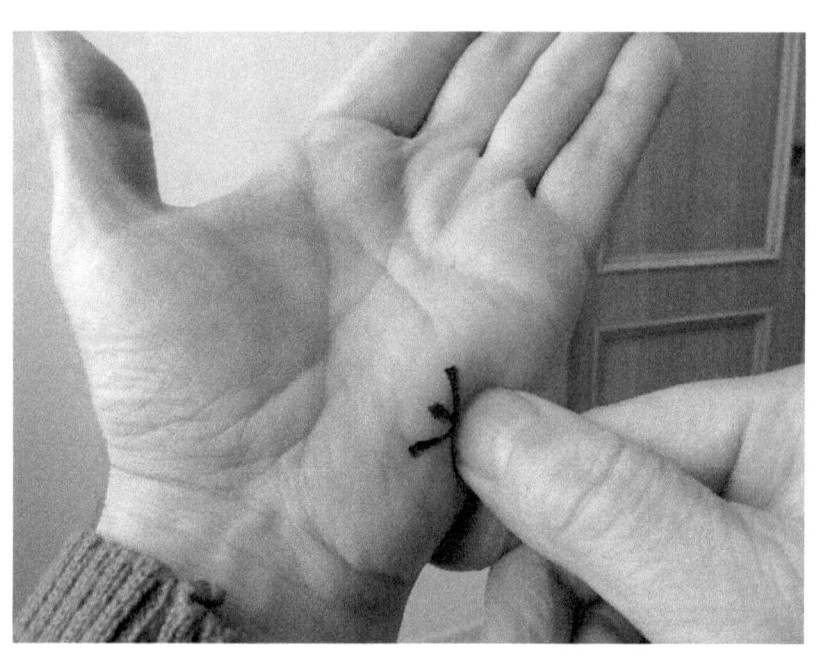

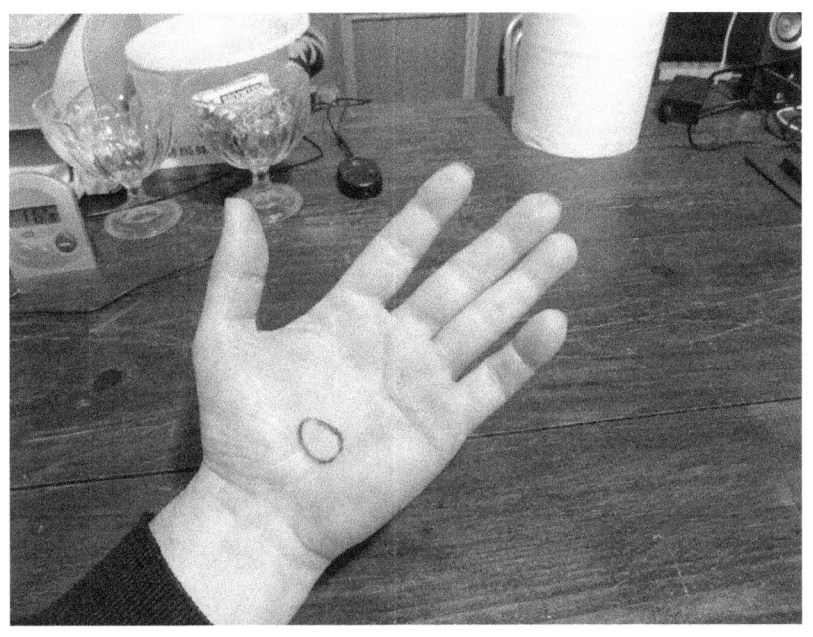

18. Punto Reflex per l'intestino tenue.

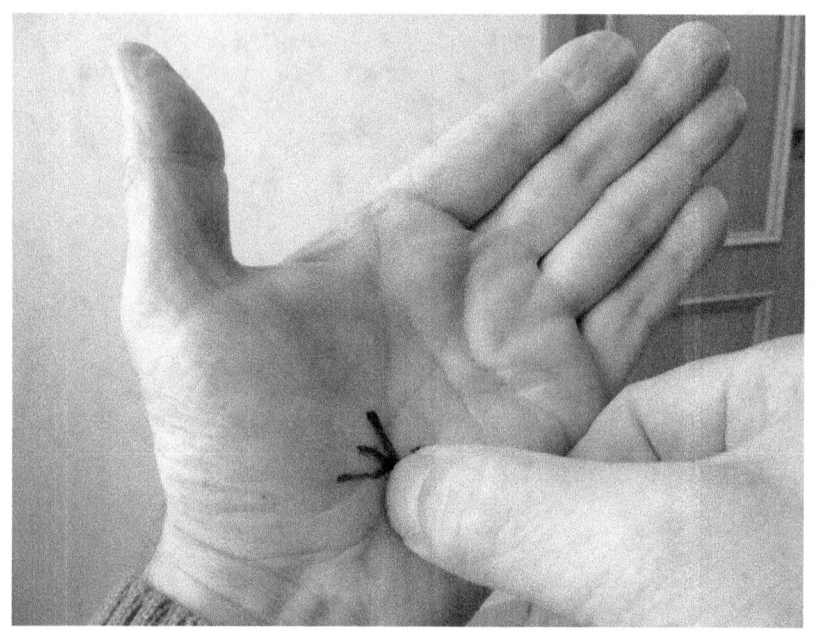

Massaggiare l'intera zona segnata.

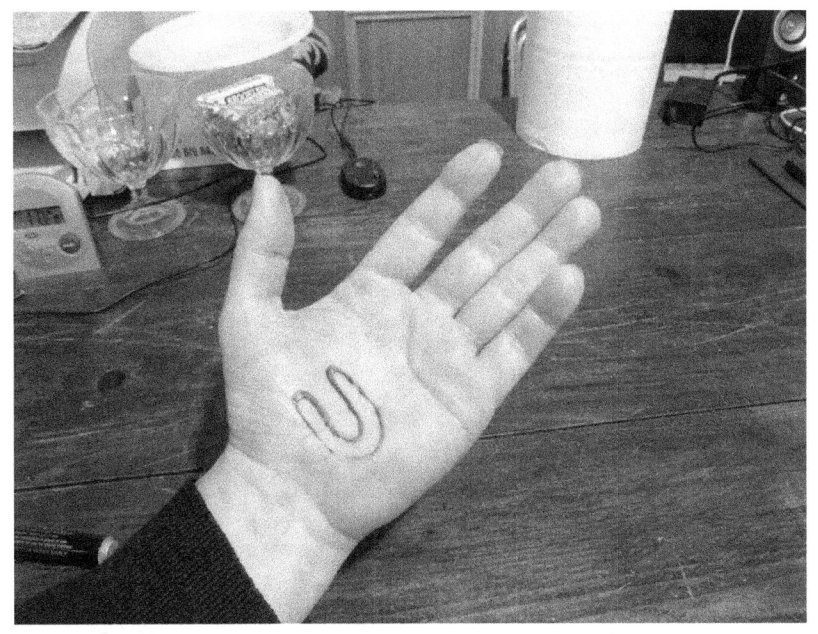

19. Punto Reflex per l'intestino crasso.

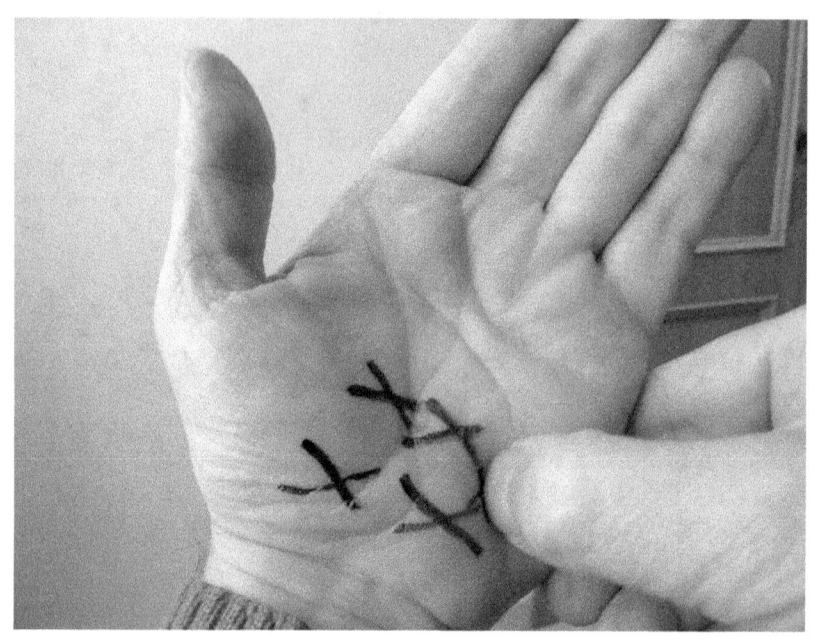

Massaggiare l'intera zona segnata.

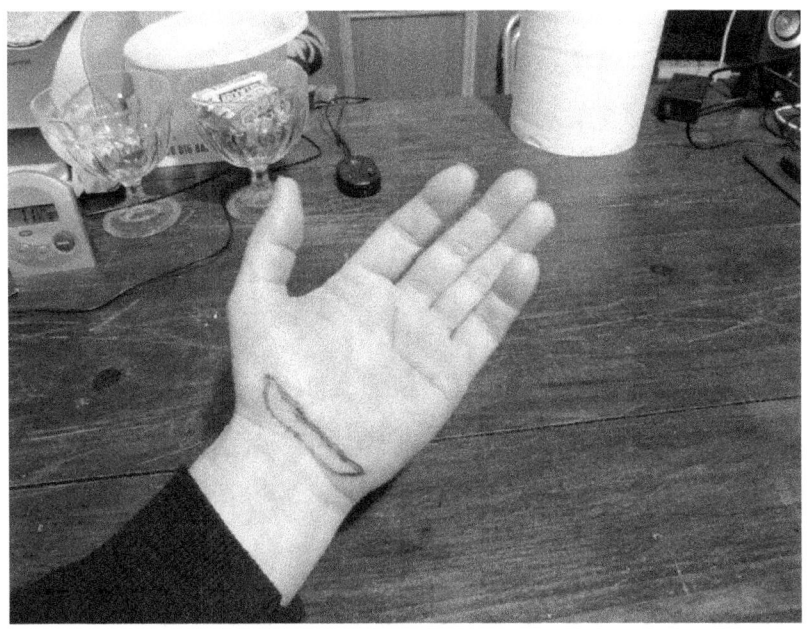

20. Punto Reflex per gli organi sessuali.

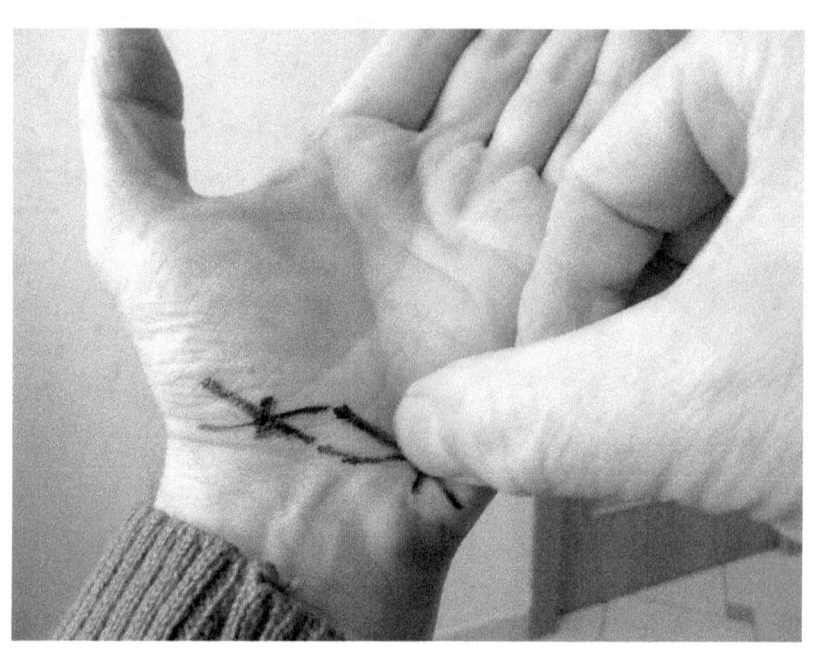

Descrizione dei punti riflessi mano destro

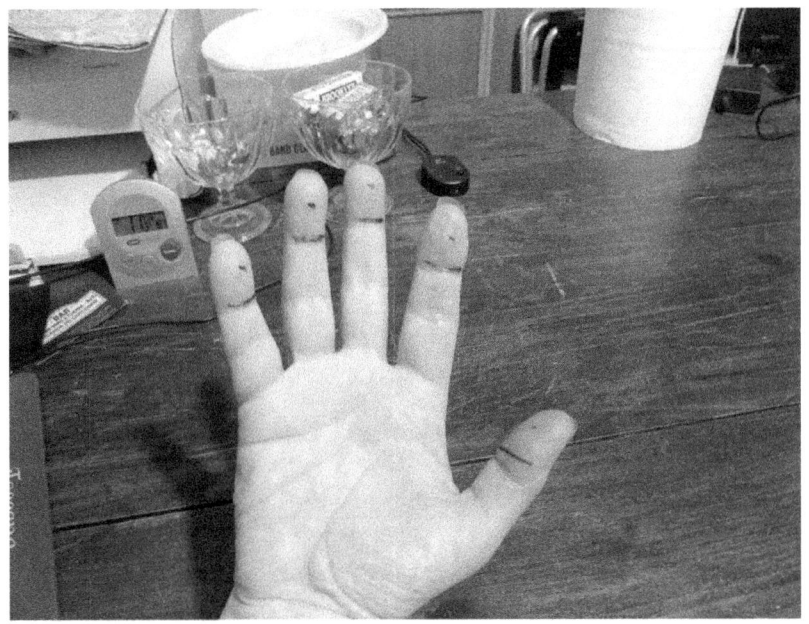

21. Punto Reflex per testa, cervello, seni nasali.

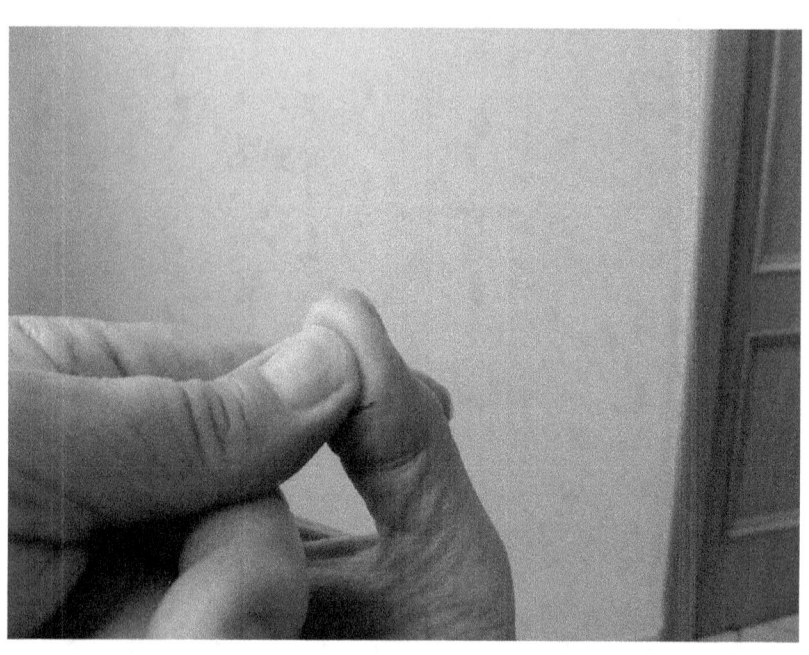

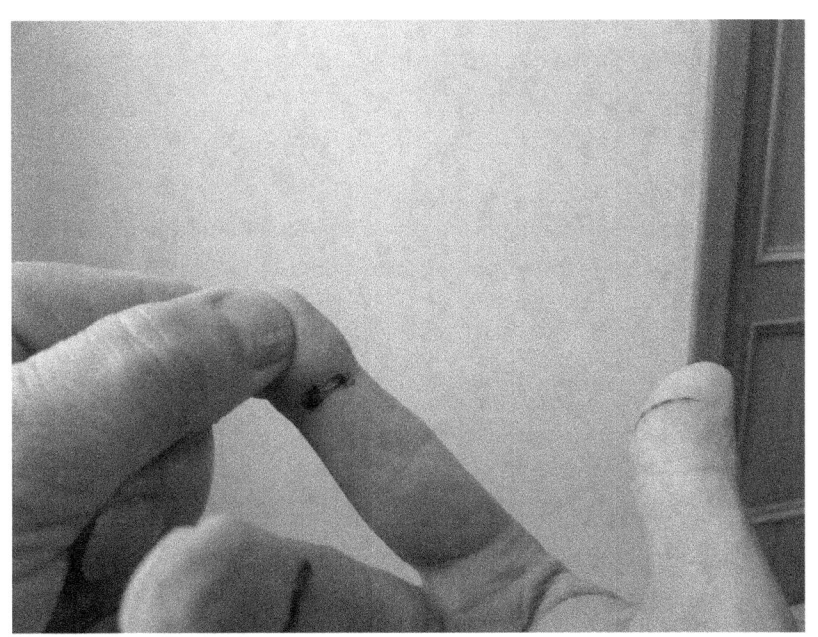

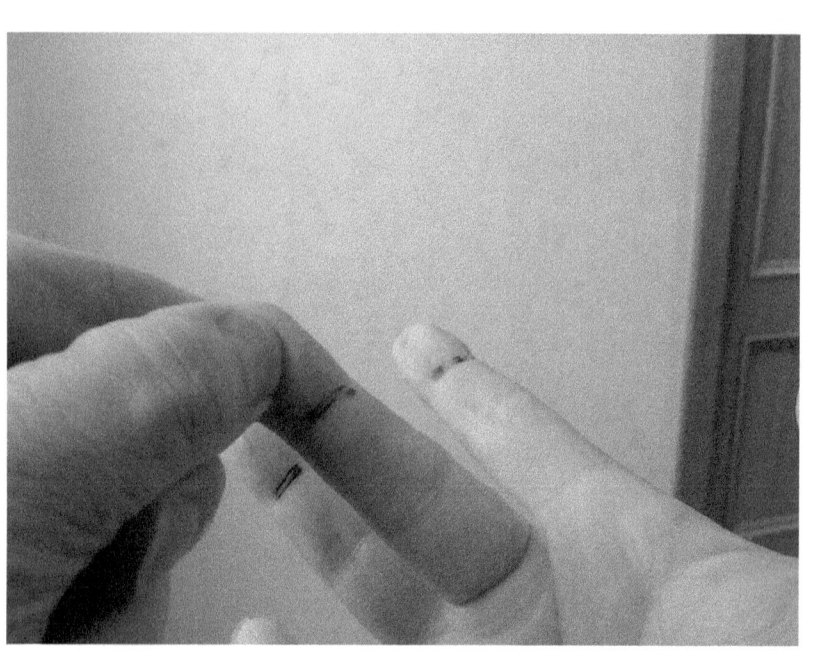

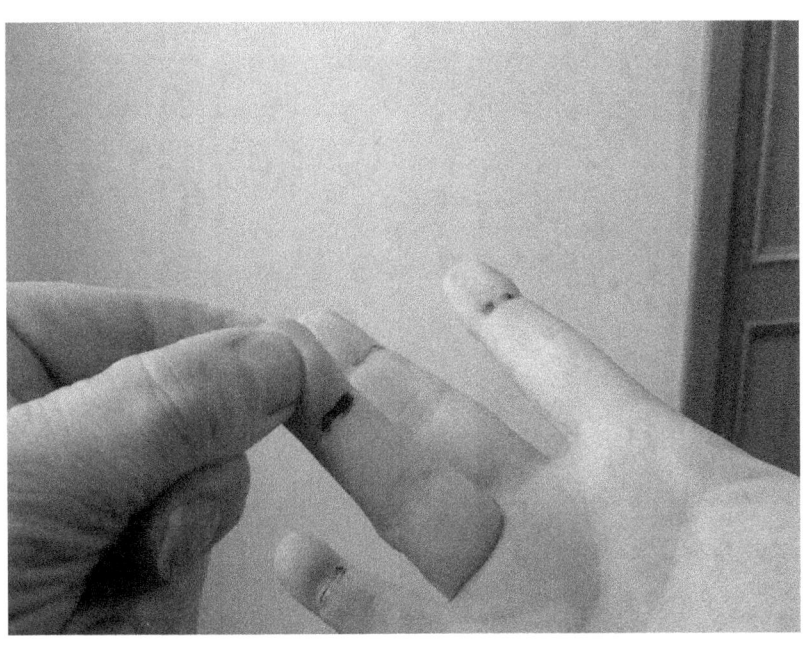

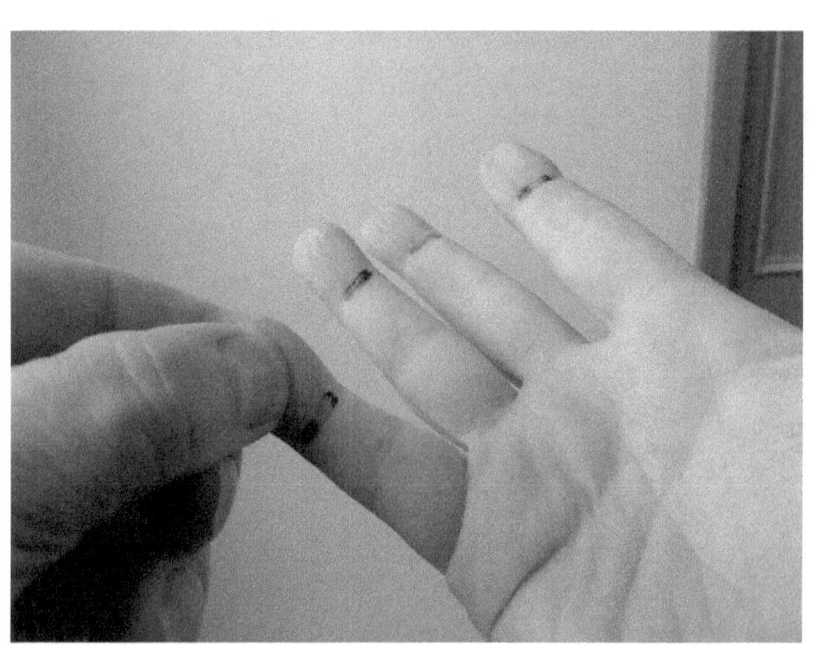

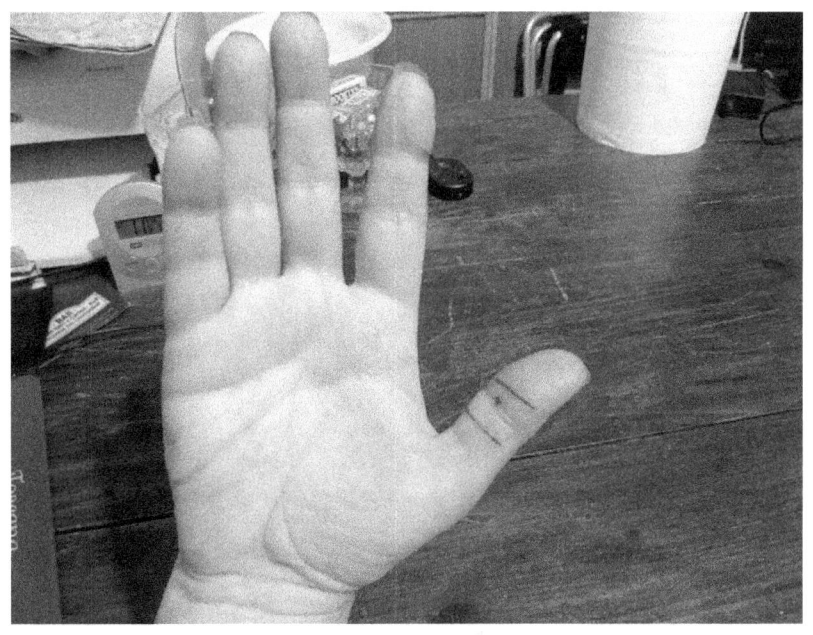

22. Punto Reflex per la grande cervello, cerebrale.

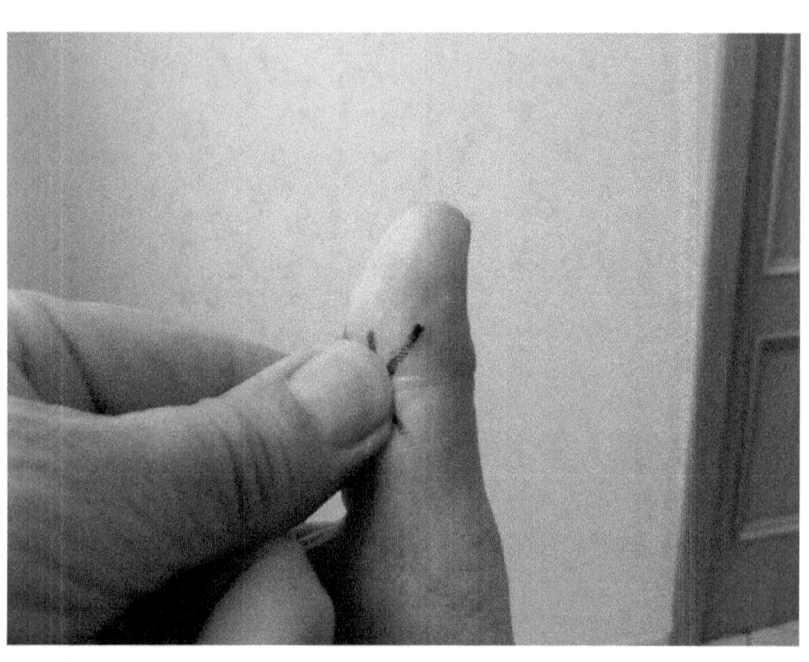

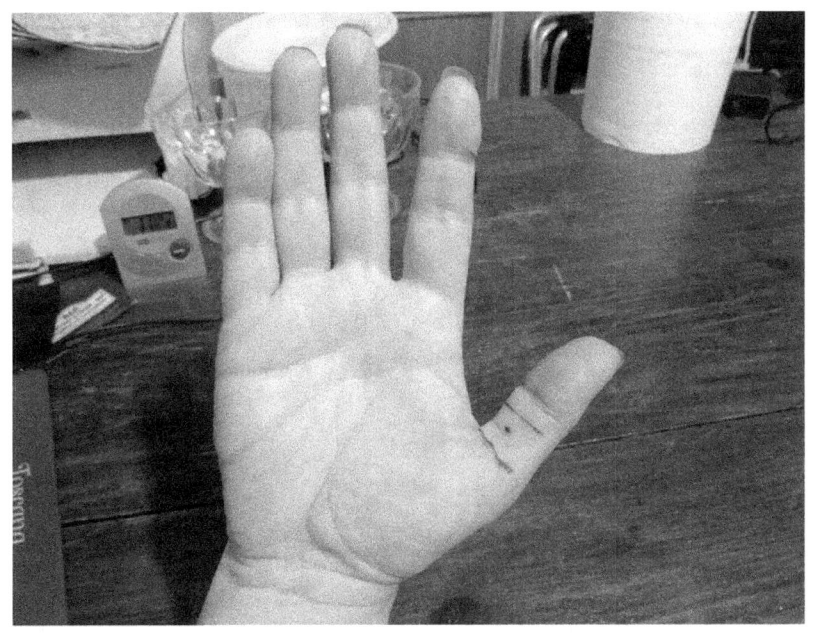

23. Punto Reflex per collo.

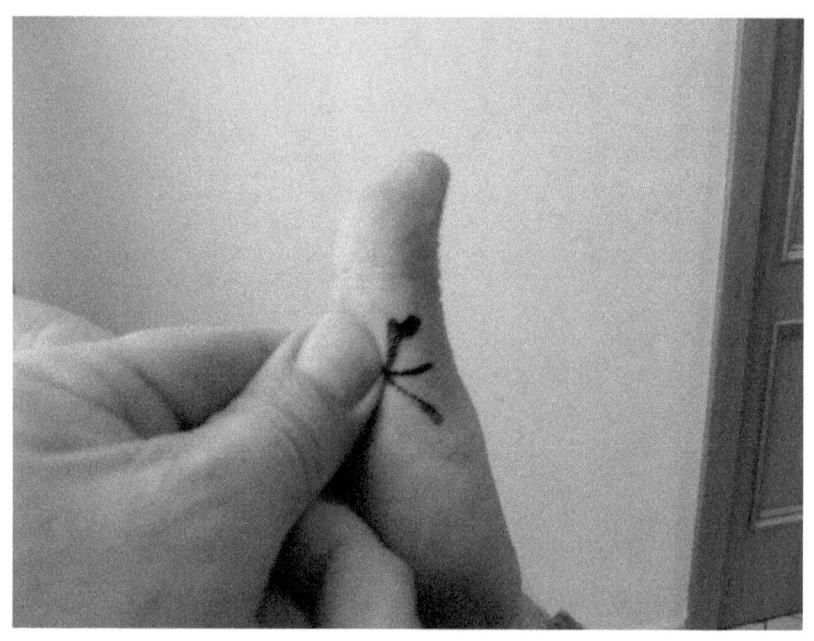

Massaggiare l'intera zona segnata.

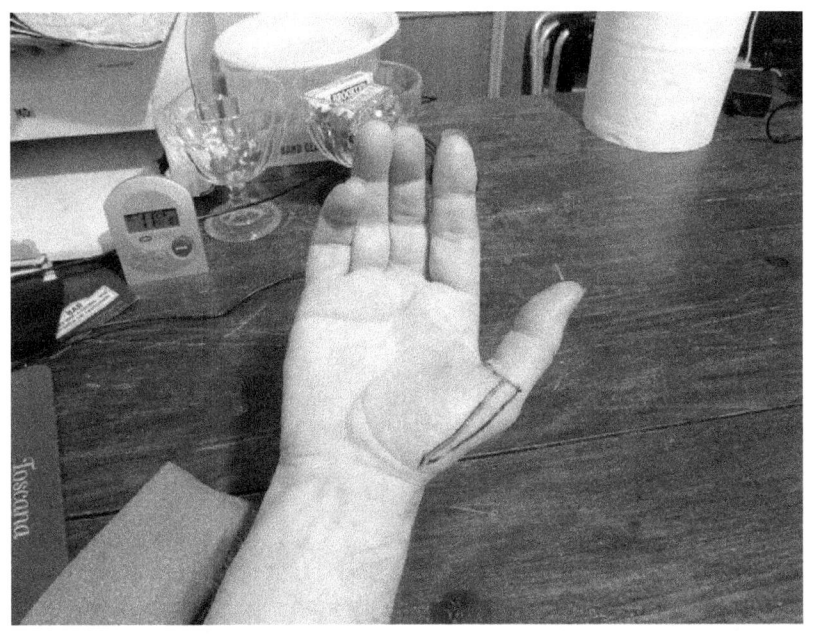

24. Punto Reflex per la colonna vertebrale.

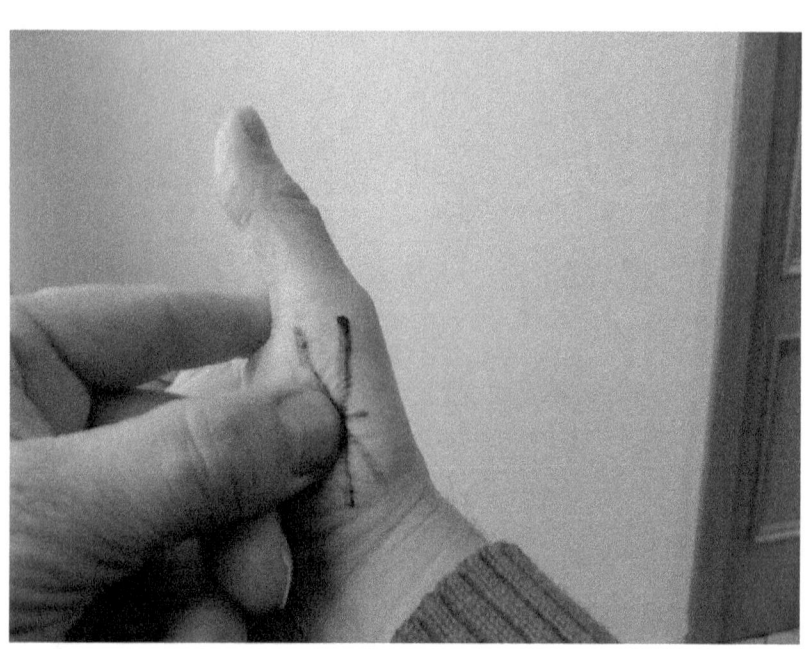

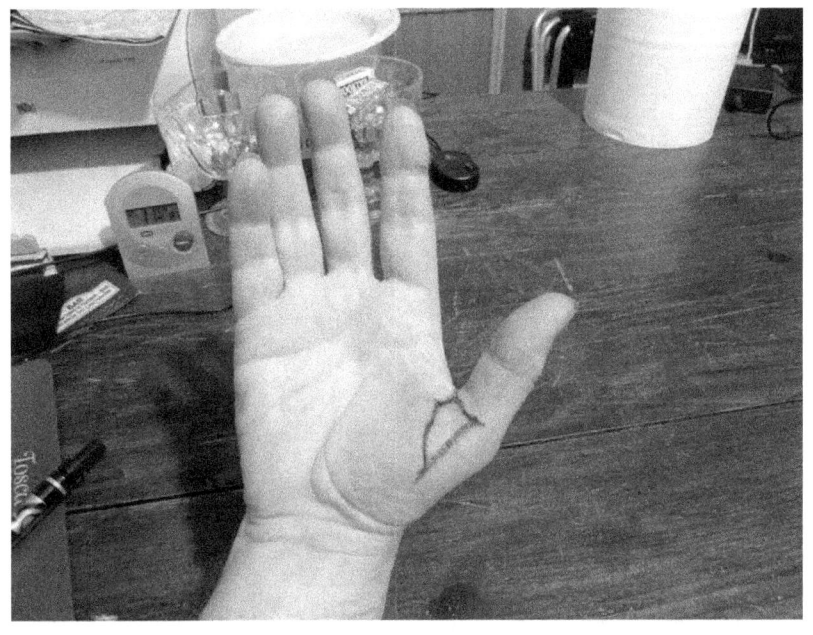

25. Punto Reflex per la tiroide.

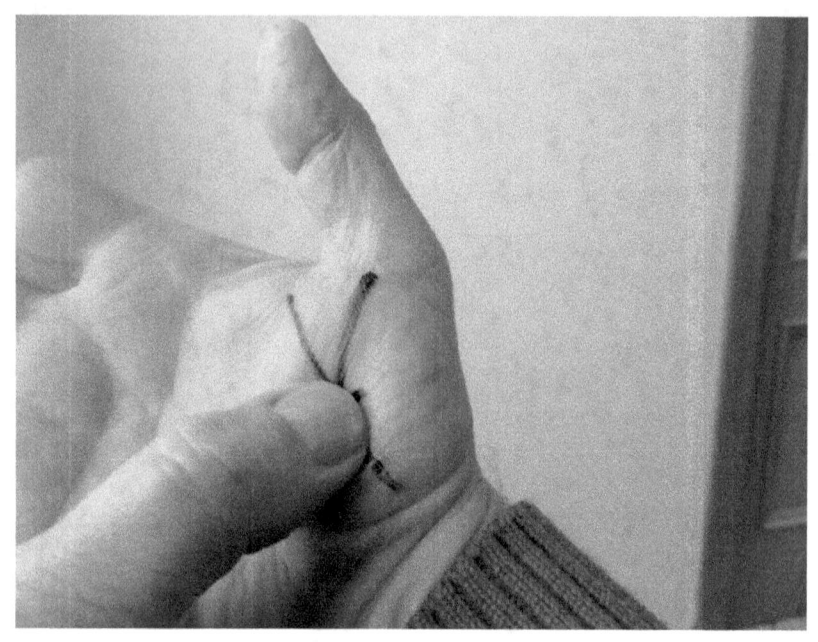

Massaggiare l'intera zona segnata.

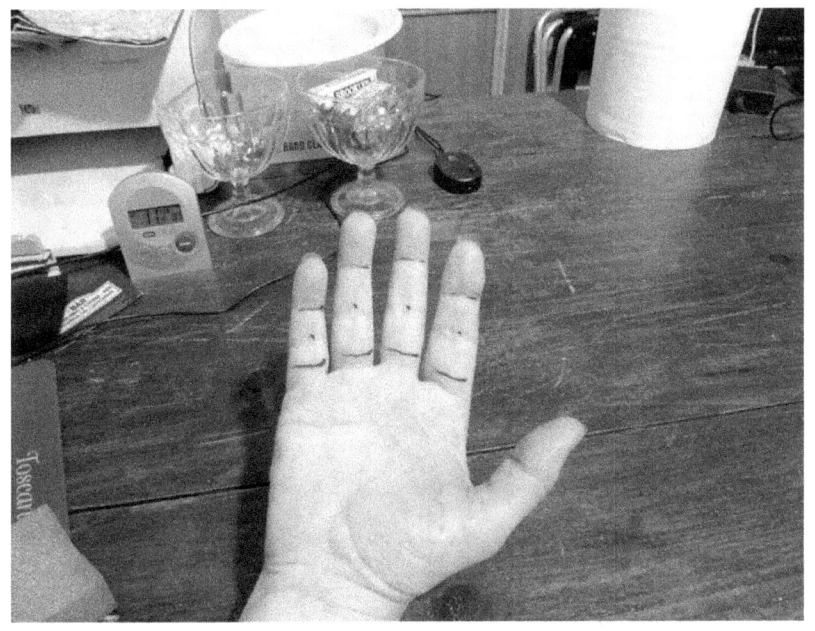

26. Punto Reflex per i nervi.

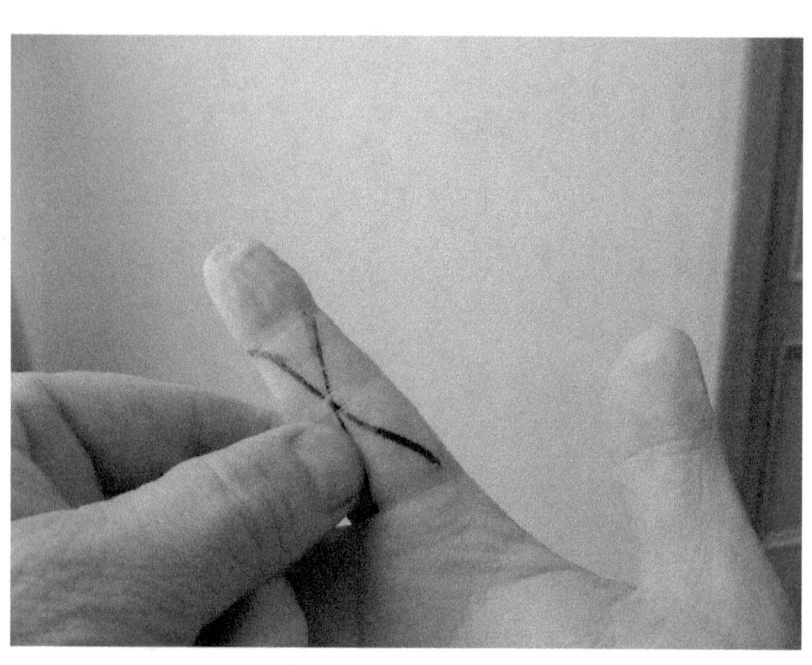

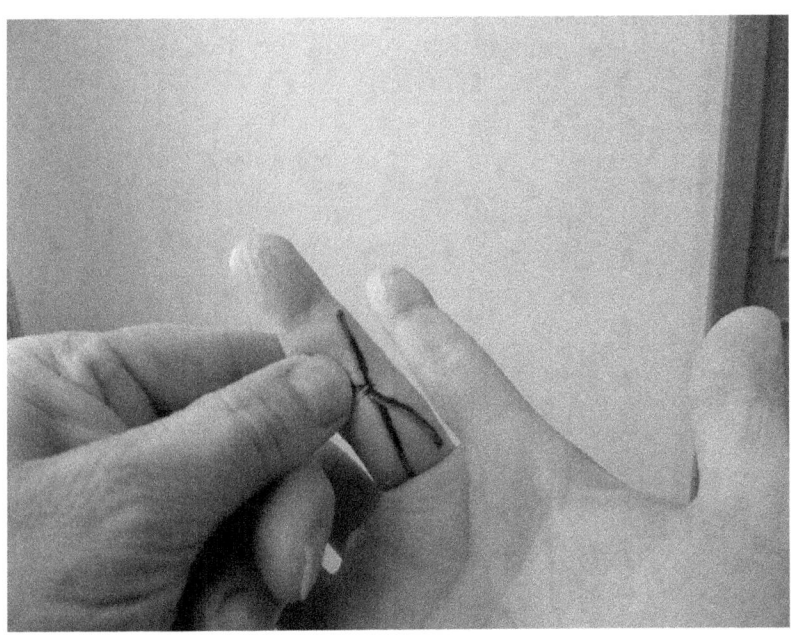

Massaggiare l'intera zona segnata.

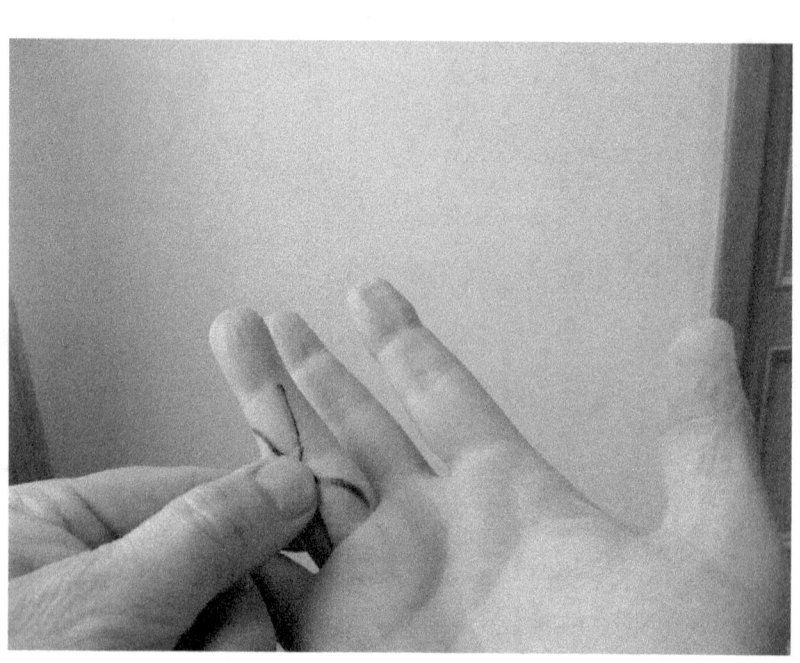

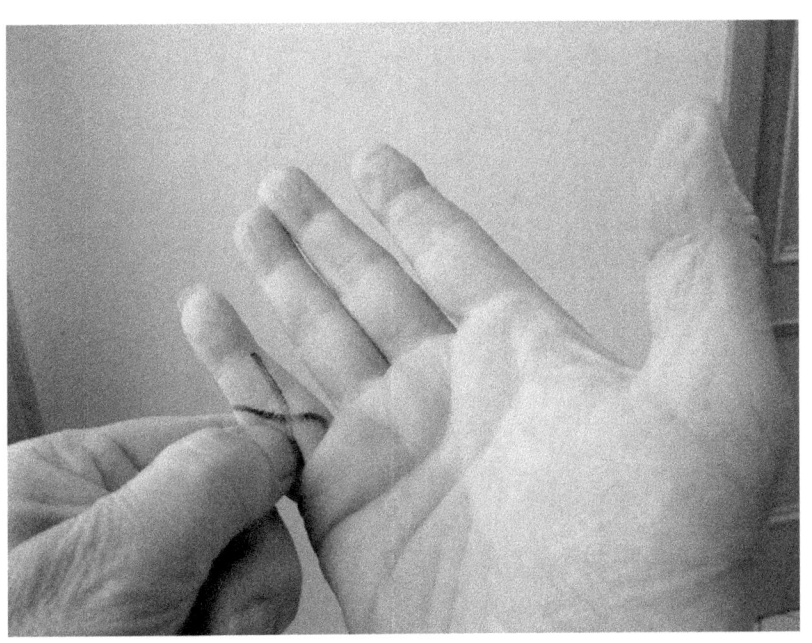

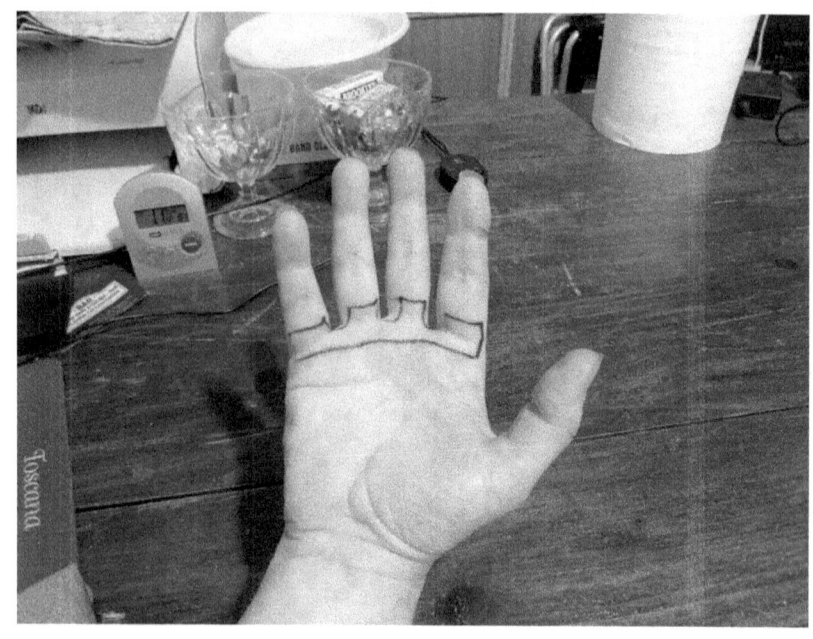

27. Punto Reflex la metà destra sugli occhi.

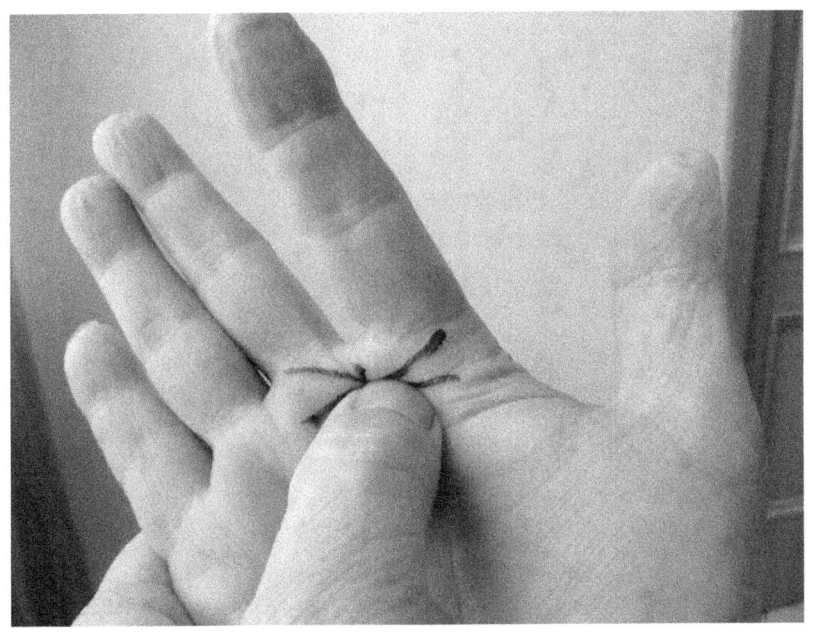

Massaggiare l'intera zona segnata.

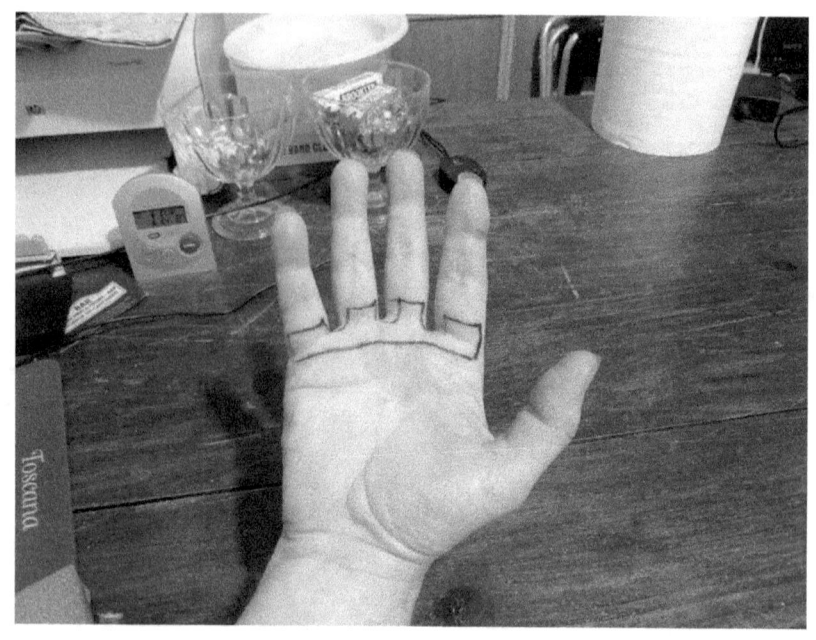

28. Punto Reflex la metà sinistra per le orecchie.

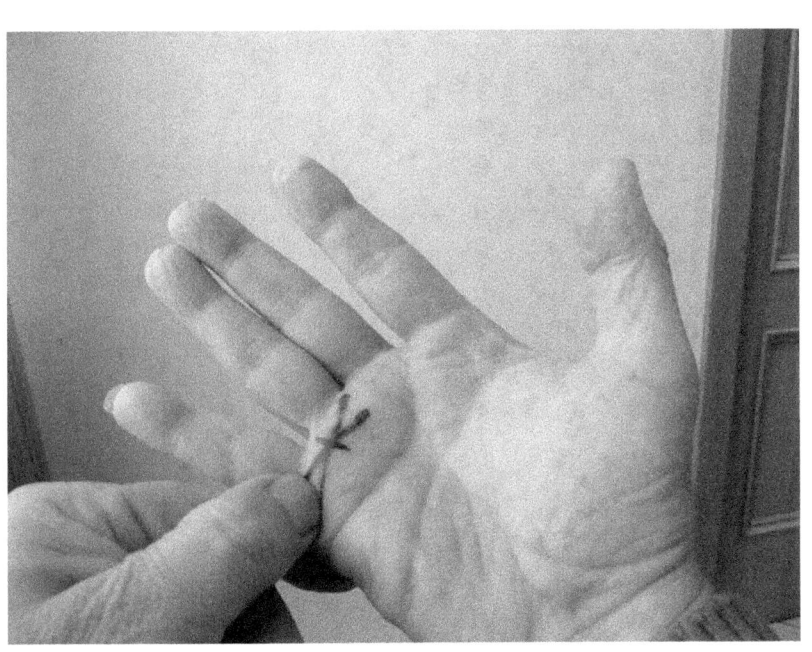

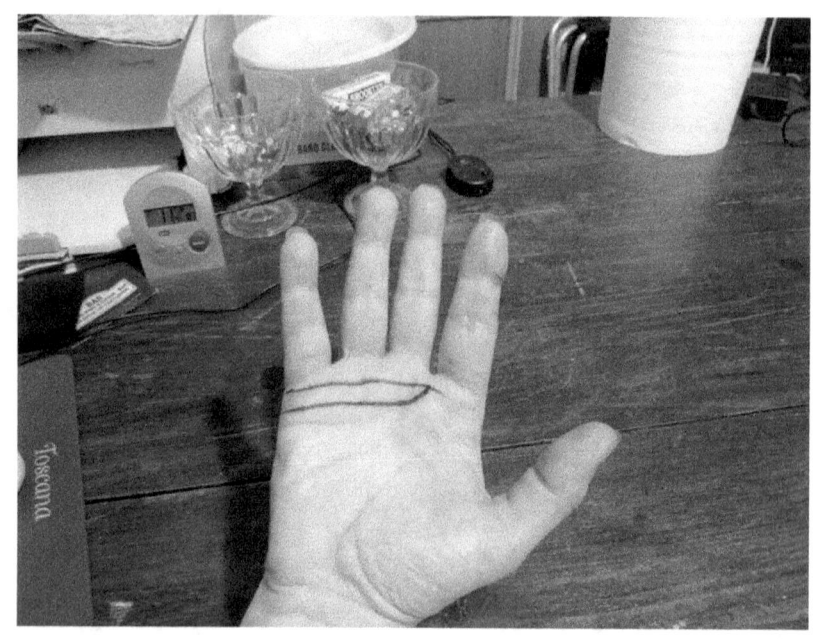

29. Punto Reflex per i polmoni.

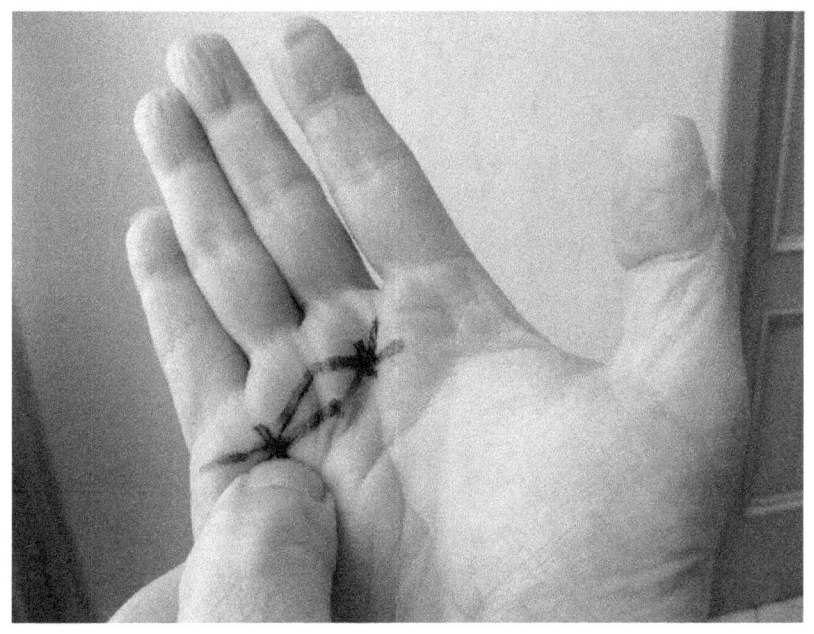

Massaggiare l'intera zona segnata.

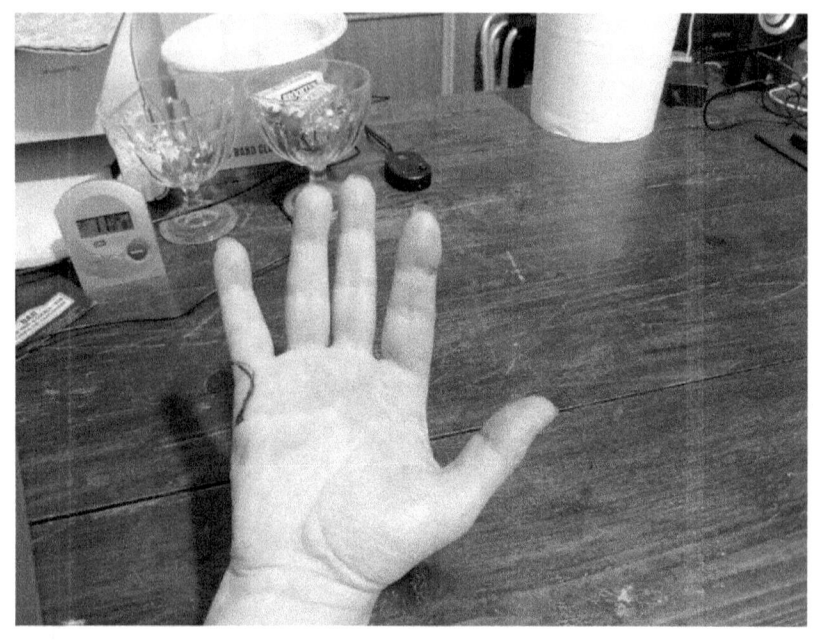

30. Punto Reflex per la spalla.

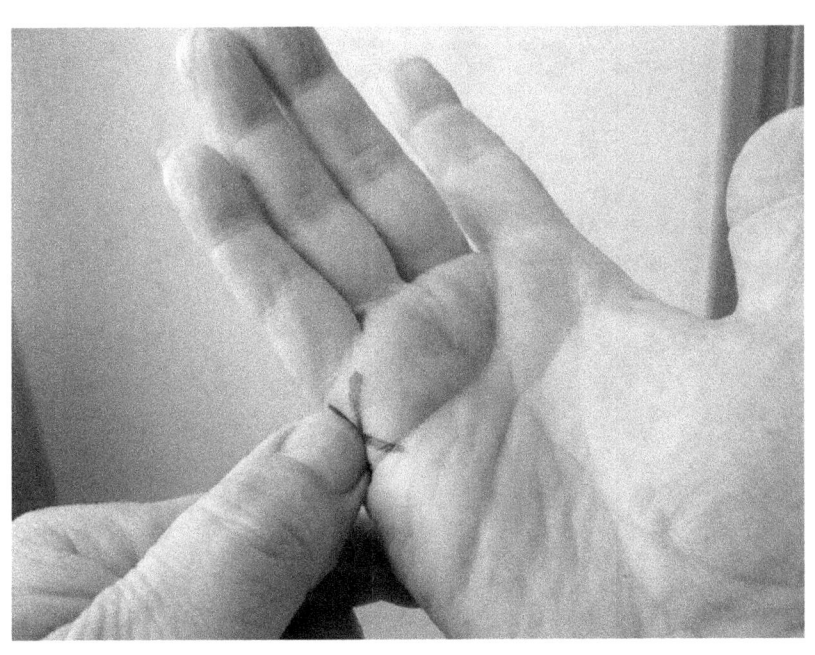

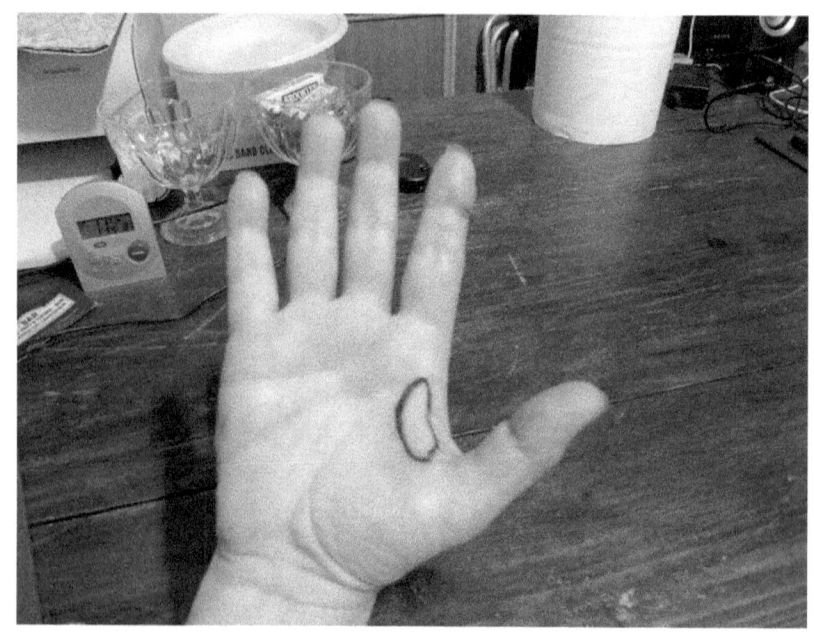

31. Punto Reflex per lo stomaco.

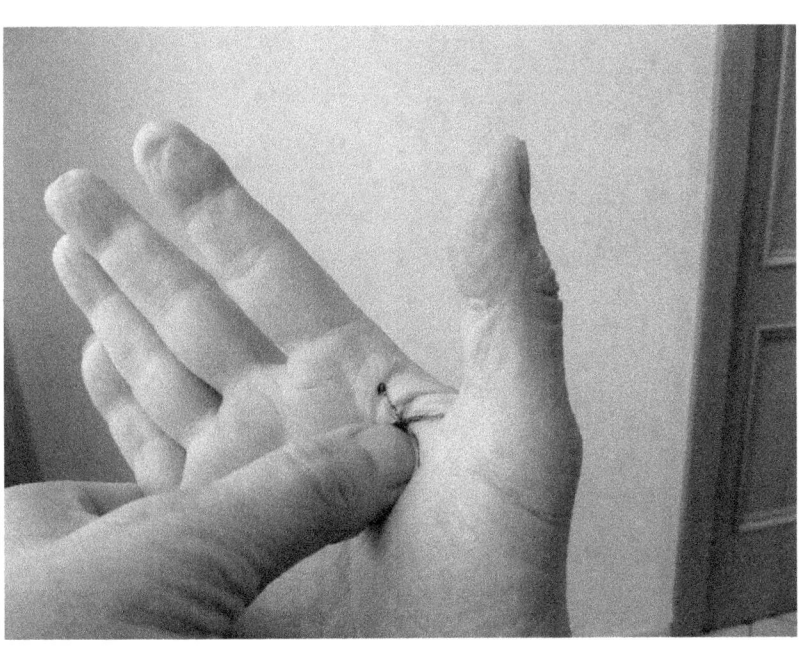

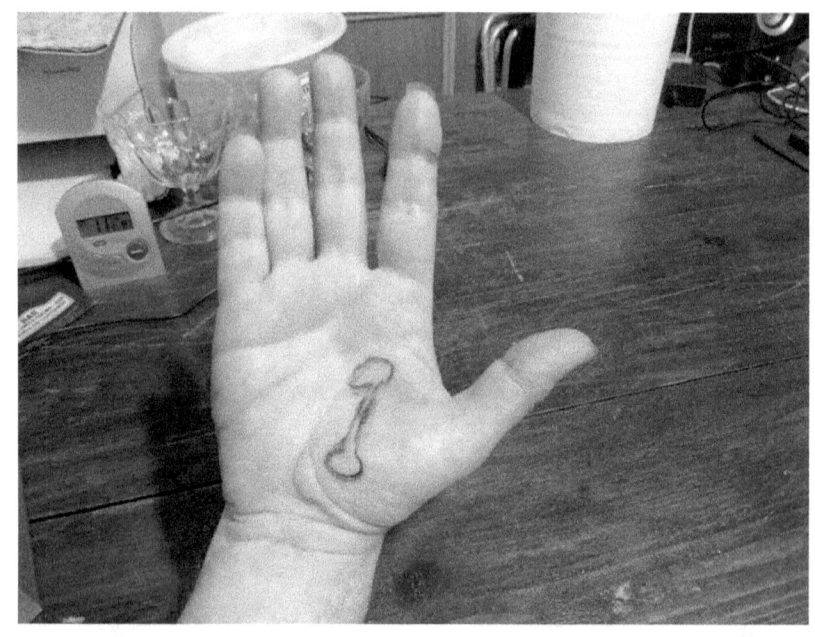

32. Punto Reflex ai reni. Il punto superiore.

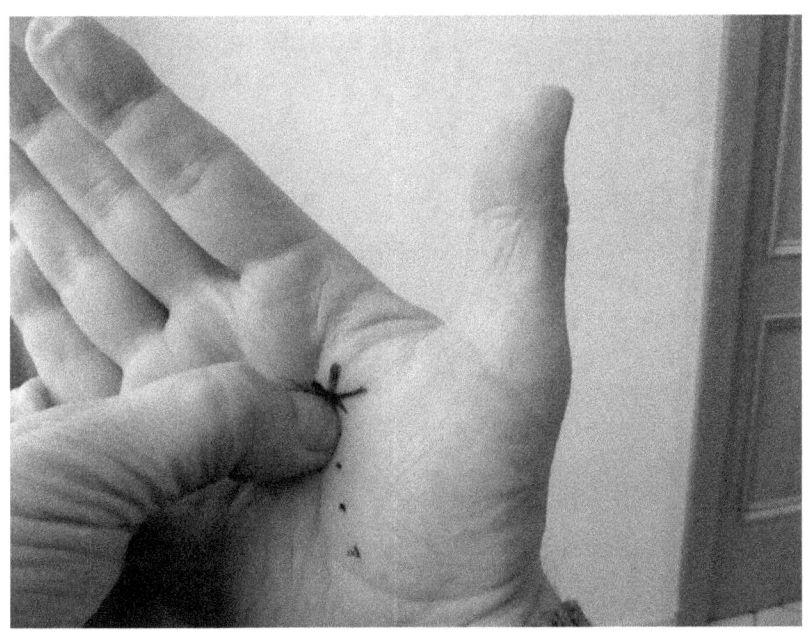

Massaggiare l'intera zona segnata.

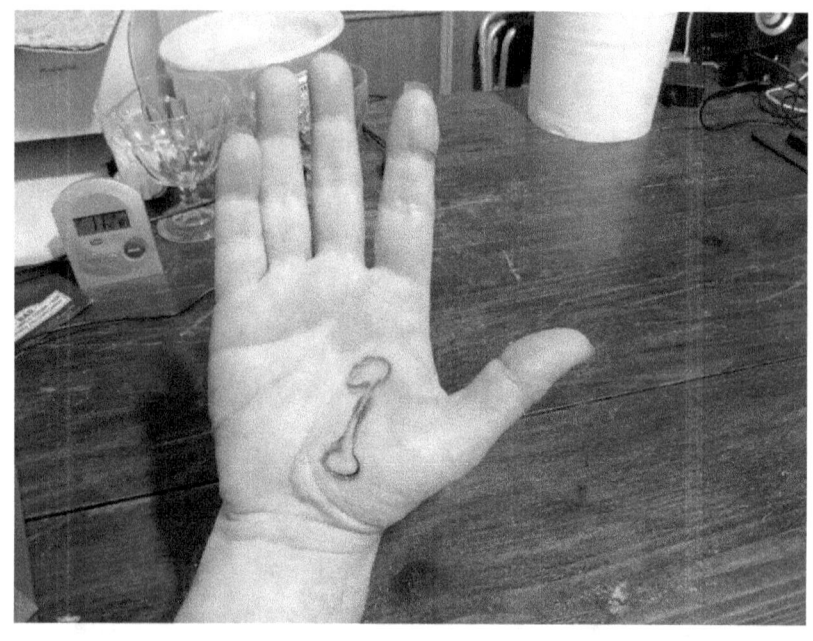

33. Punto Reflex per la vescica. Il punto più basso.

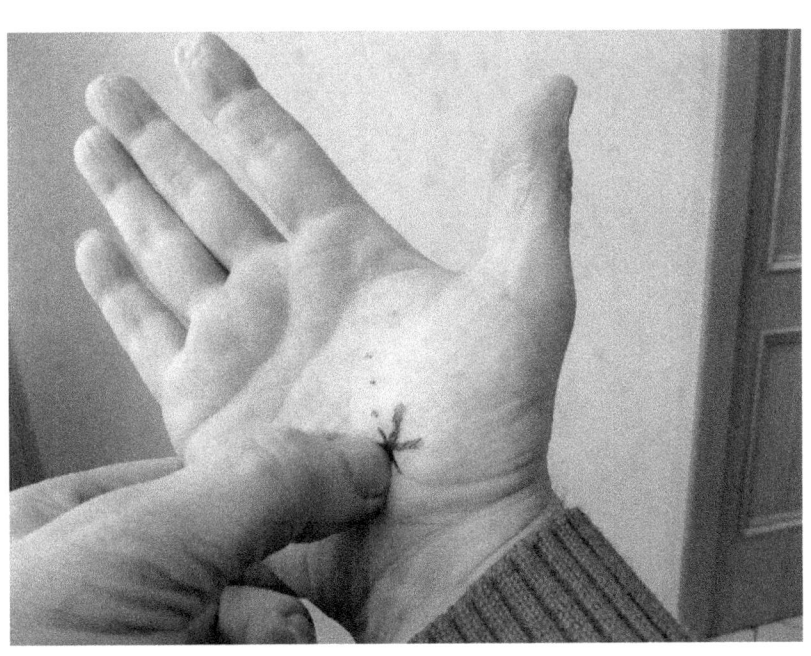

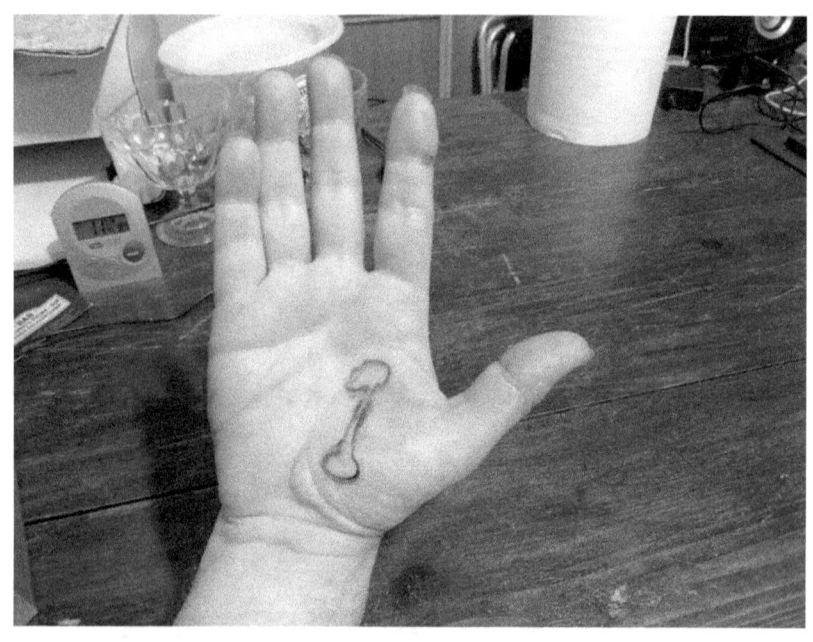

34. Punto Reflex per l'uretere. Tra i reni e vescica.

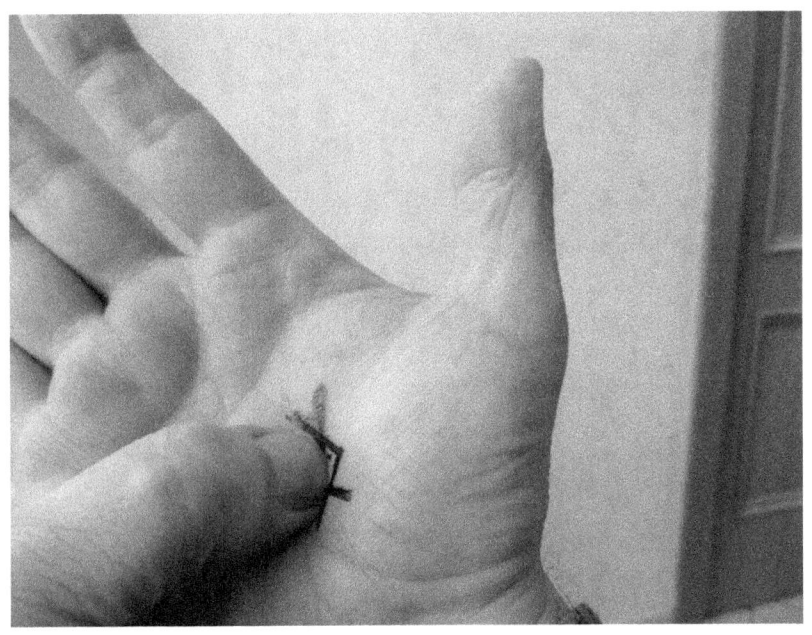

Massaggiare l'intera zona segnata.

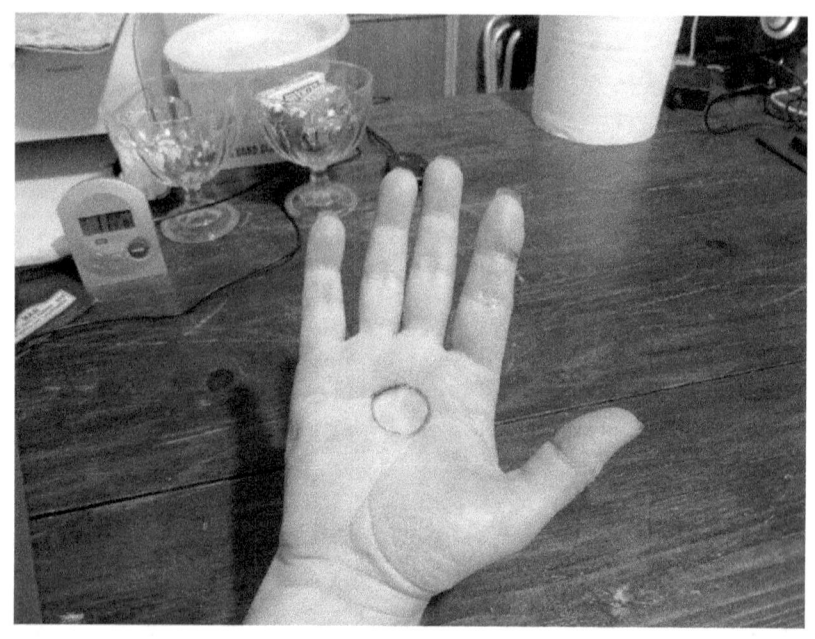

35. Punto Reflex per il plesso solare.

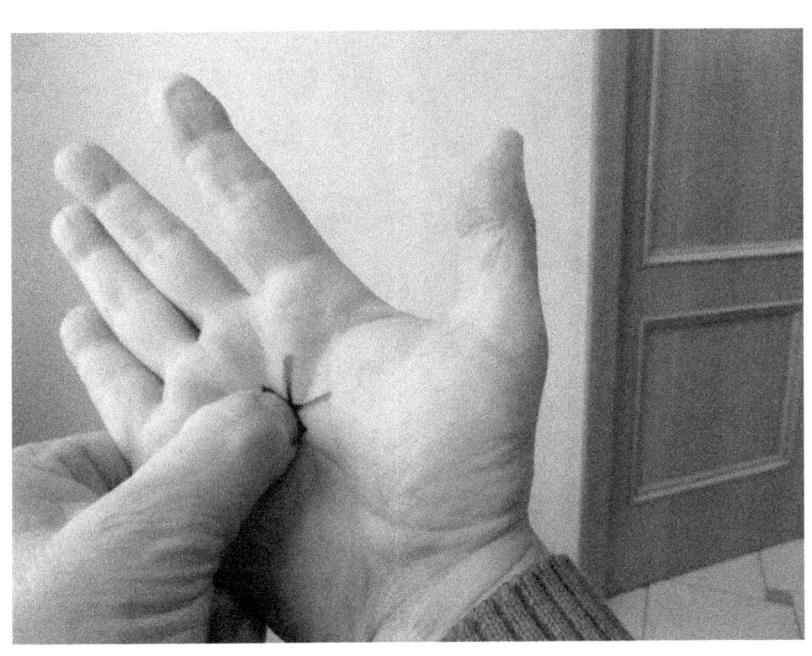

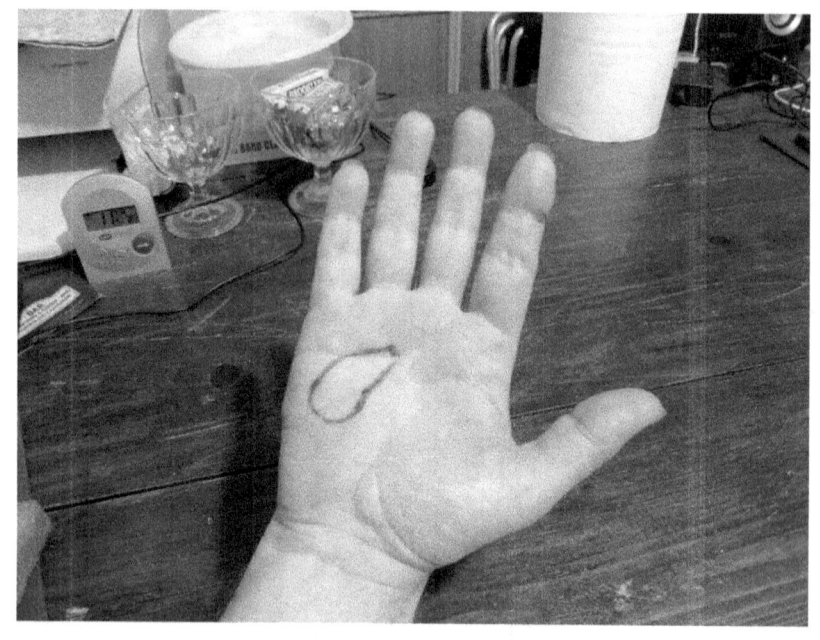

36. Punto Reflex per il fegato.

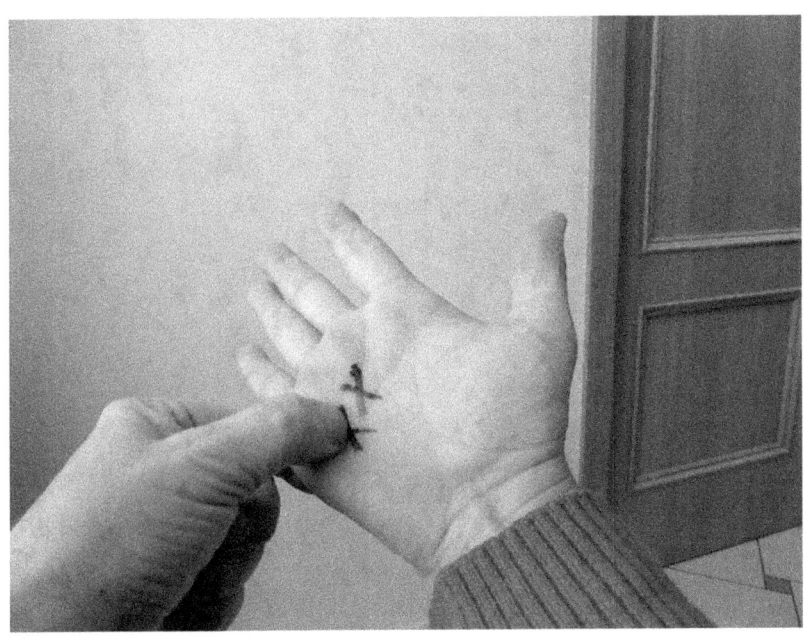

Massaggiare l'intera zona segnata.

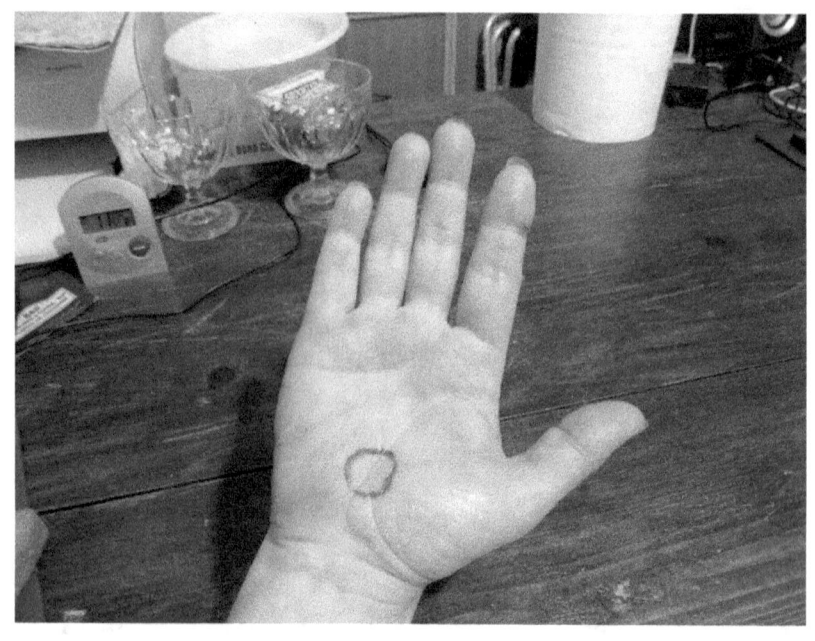

37. Punto Reflex per l'intestino tenue.

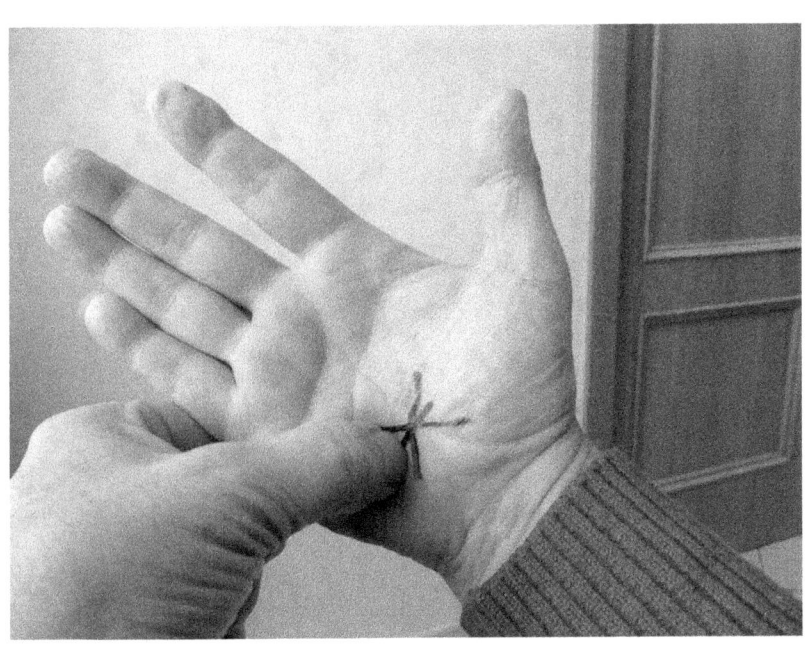

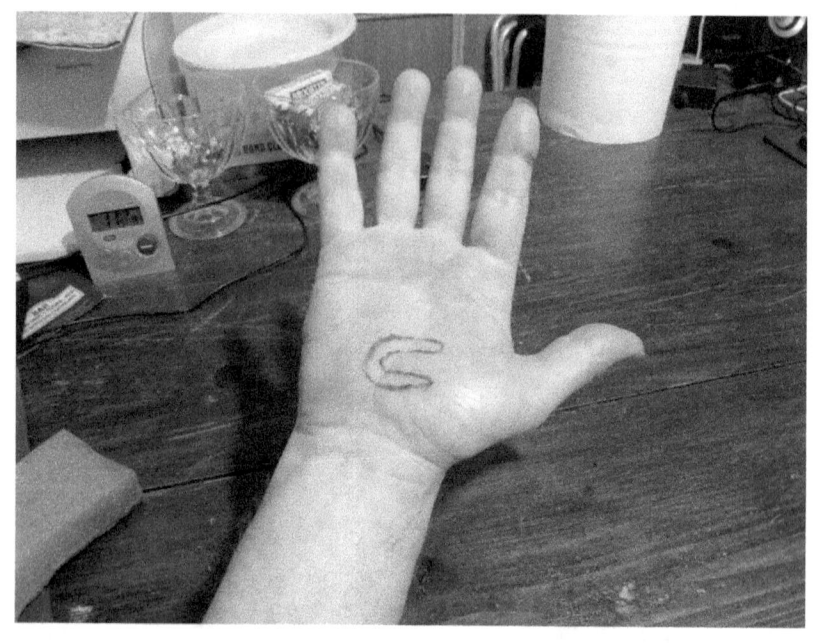

38. Punto Reflex per l'intestino crasso.

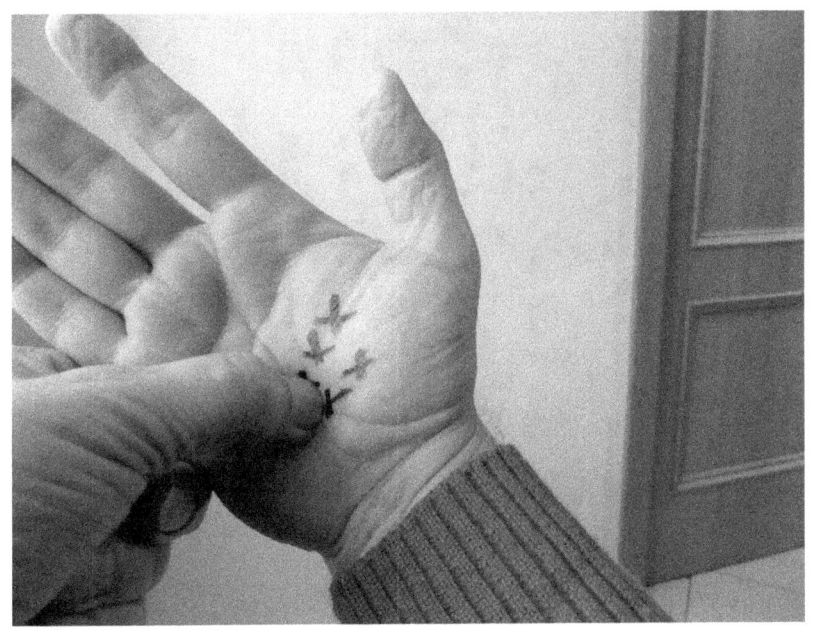

Massaggiare l'intera zona segnata.

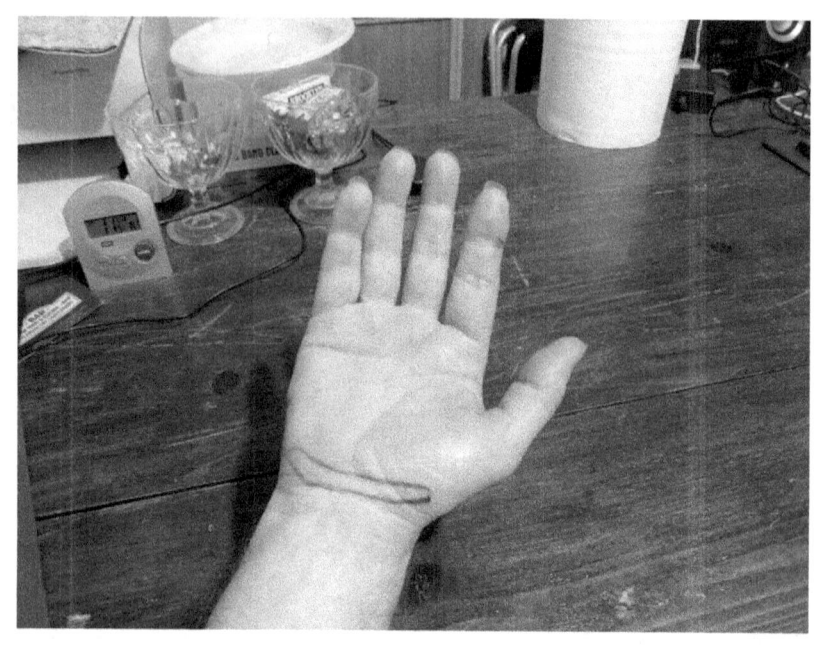

39. Punto Reflex per gli organi sessuali.
40.

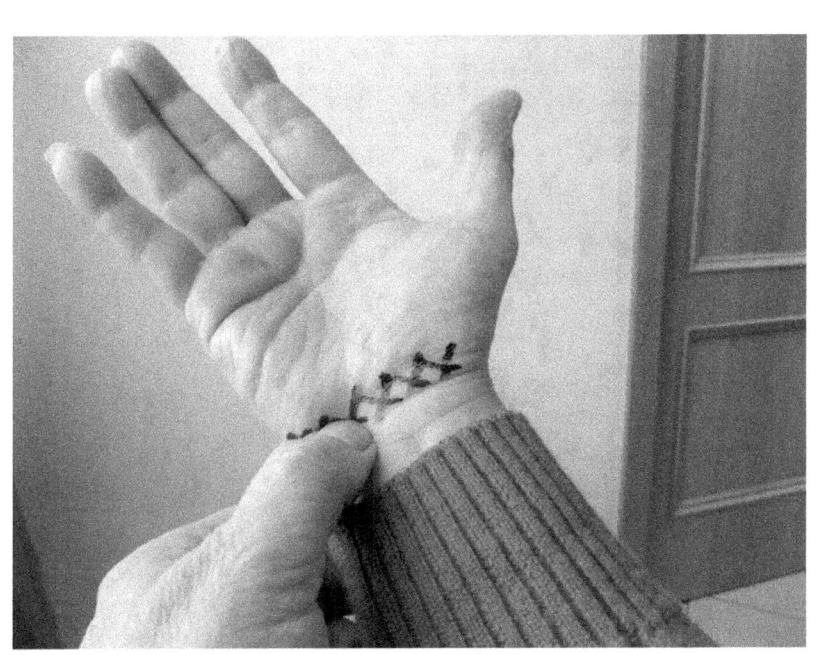

I punti riflessi della lingua

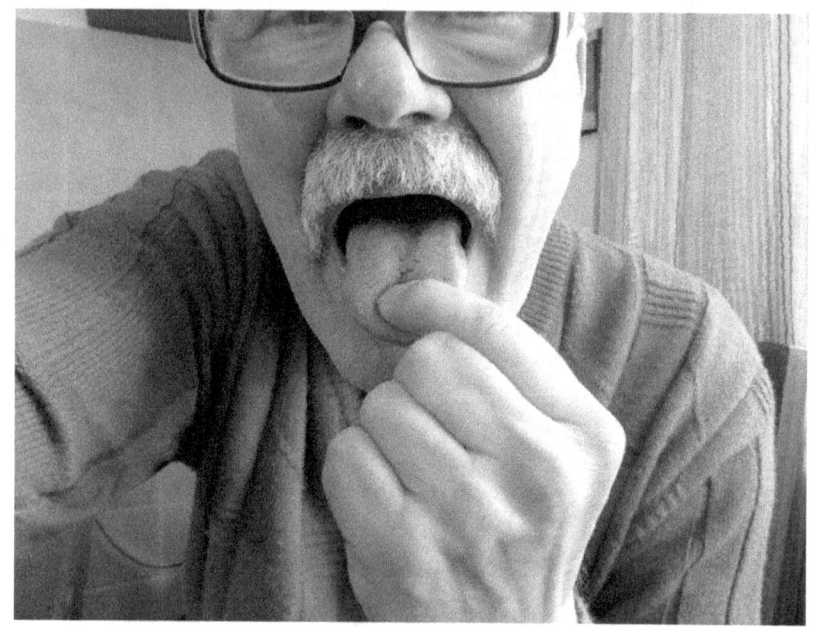

1. Punto riflesso per il cuore

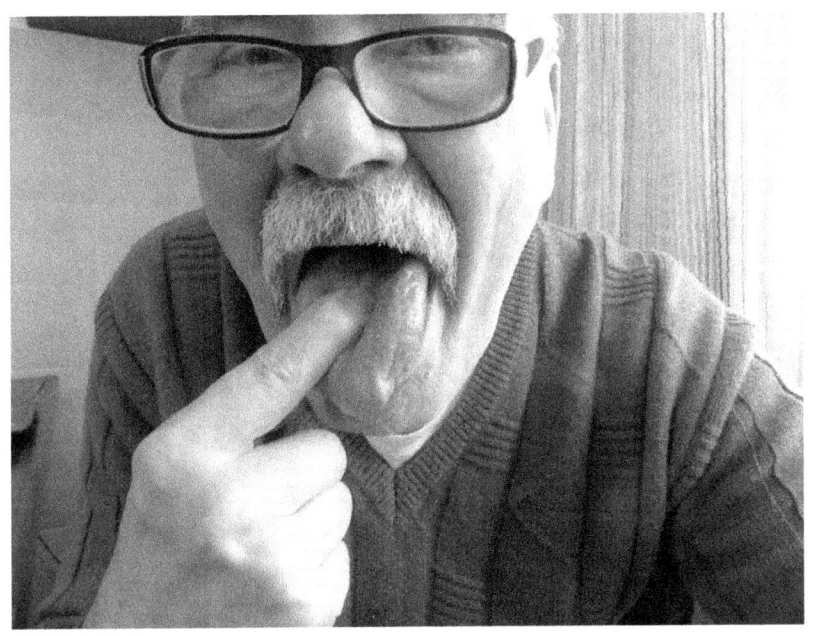

2. Punto riflesso per lo stomaco

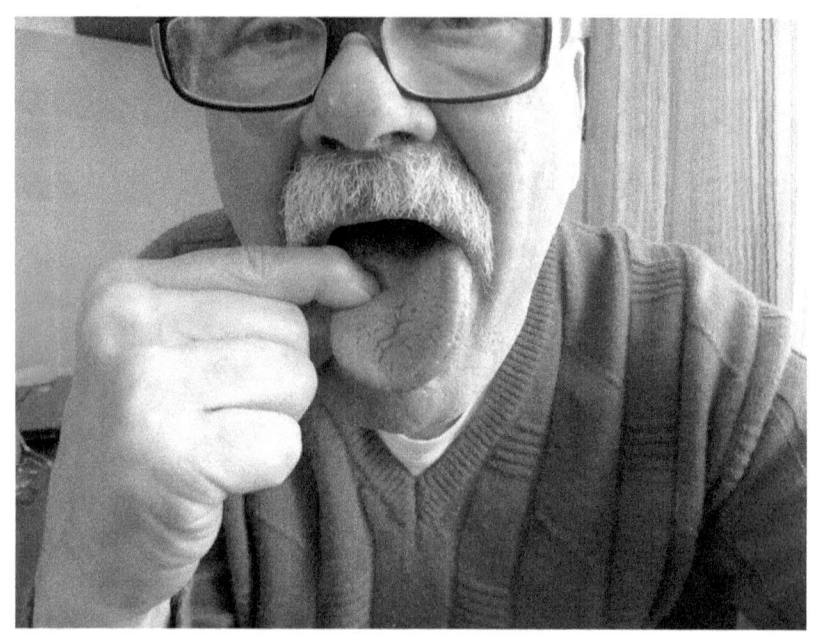

3. Punto riflesso per il fegato

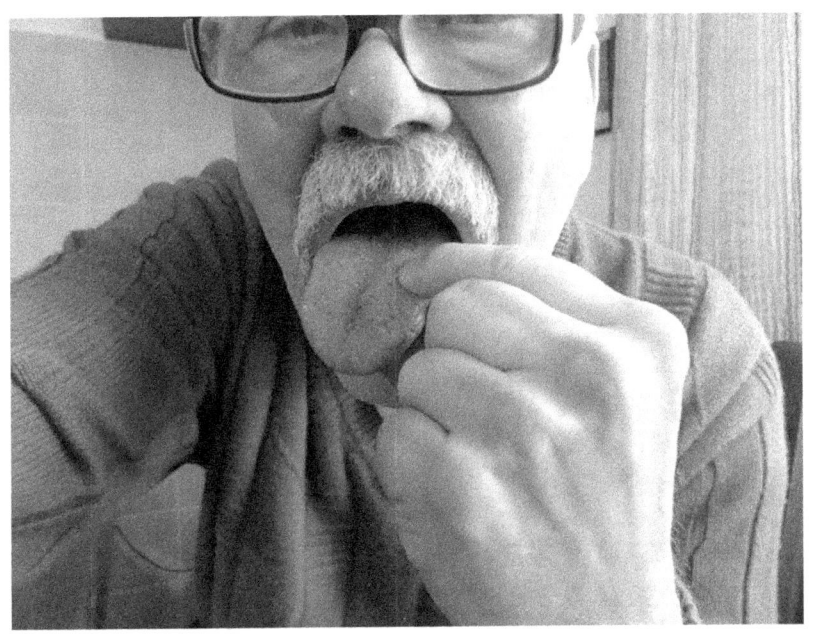

4. Punto riflesso per la milza

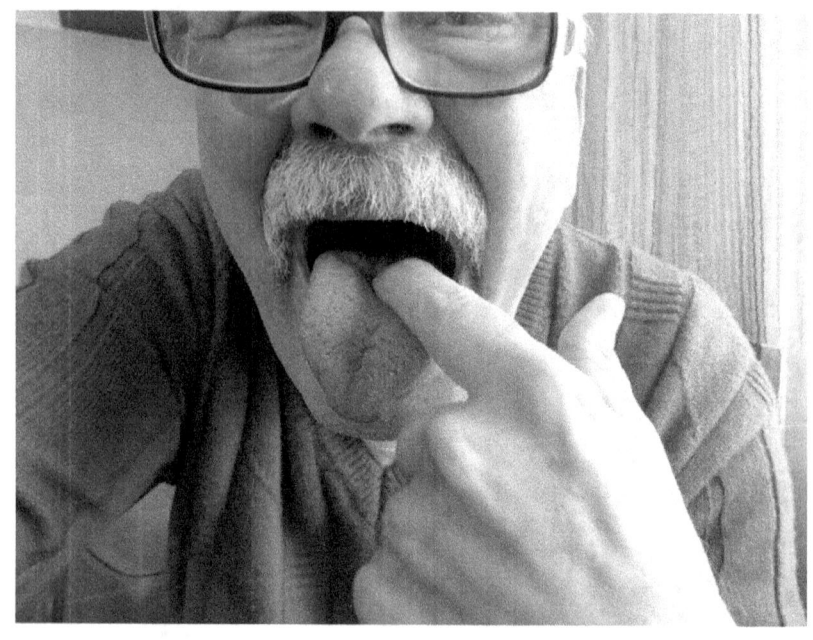

5. Punto riflesso per colon e piccolo intestino

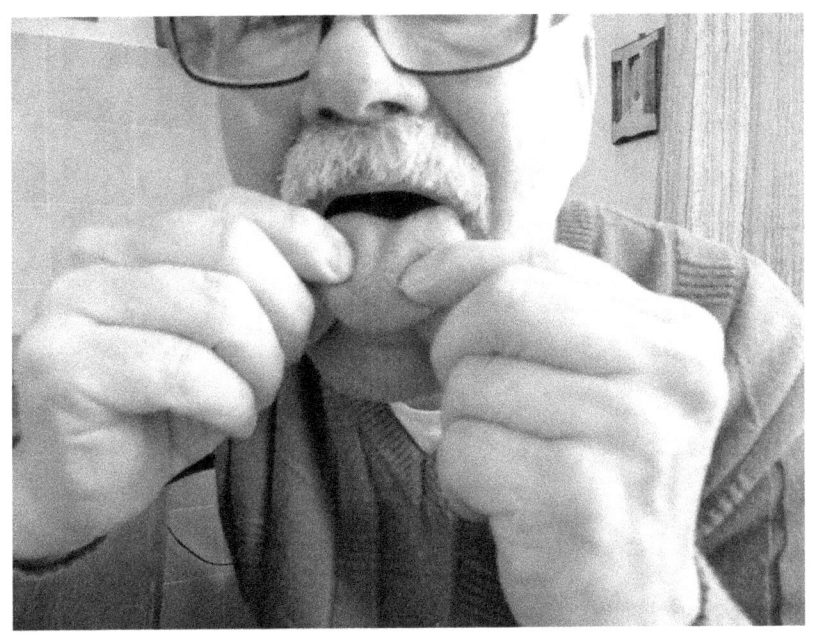

6. Punto riflesso per i polmoni

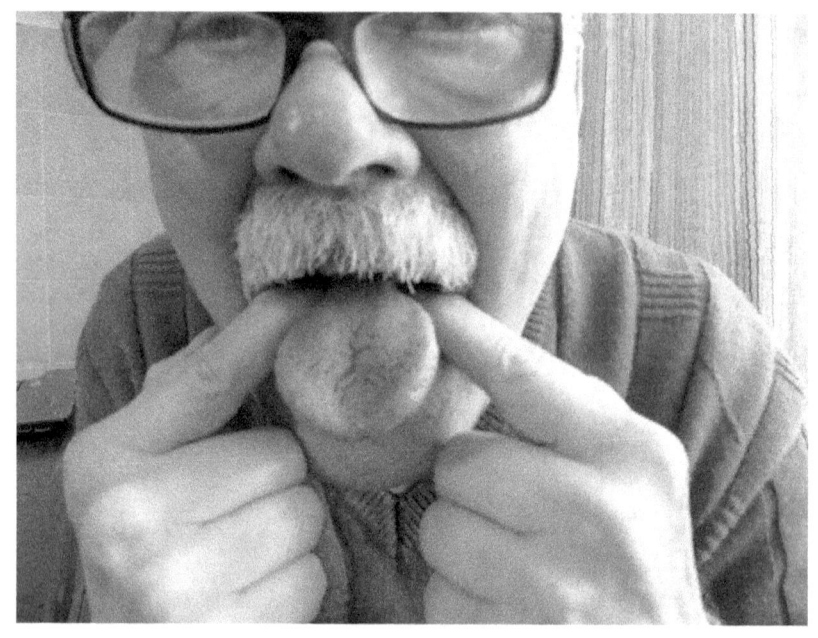

7. Punto riflesso per i reni
8.

I Punti riflesso de la fronte

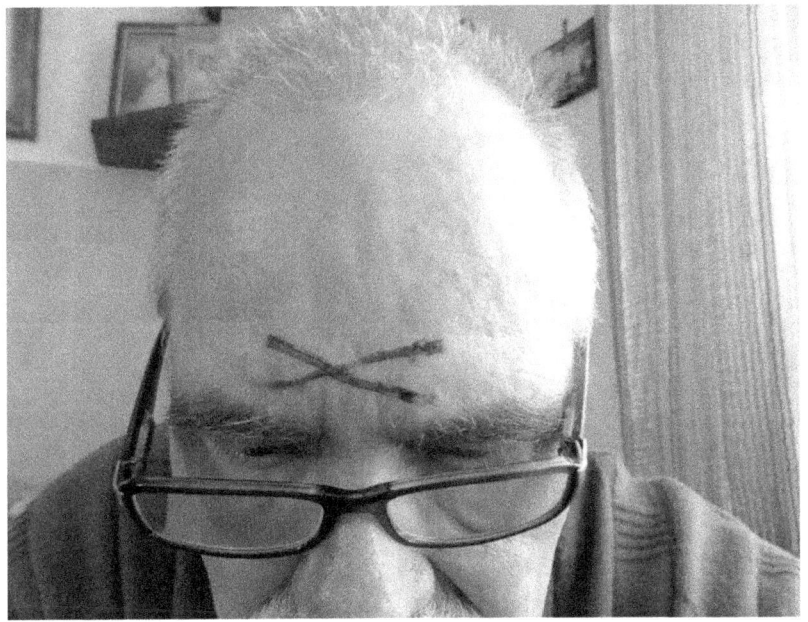

1. Punto riflesso per la bocca

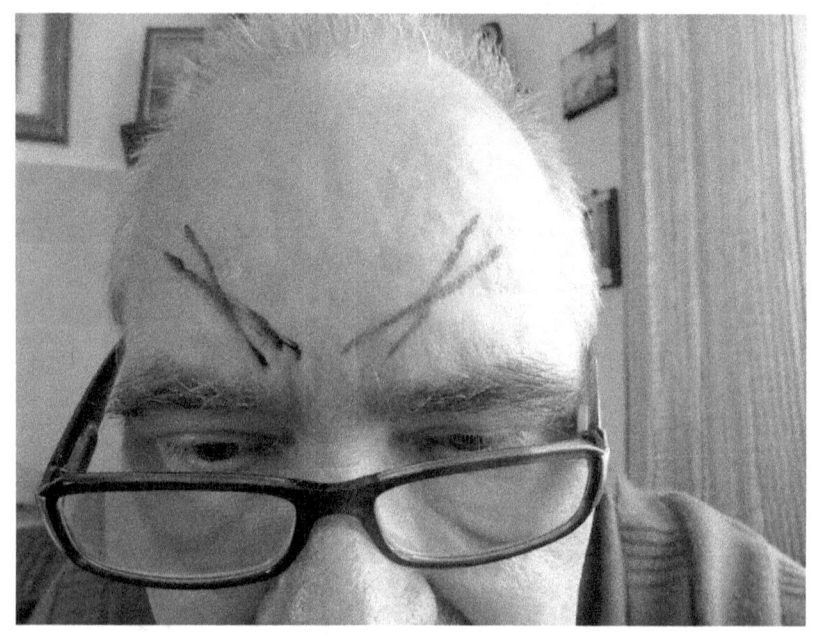

2. Punto riflesso per la colonna vertebrale

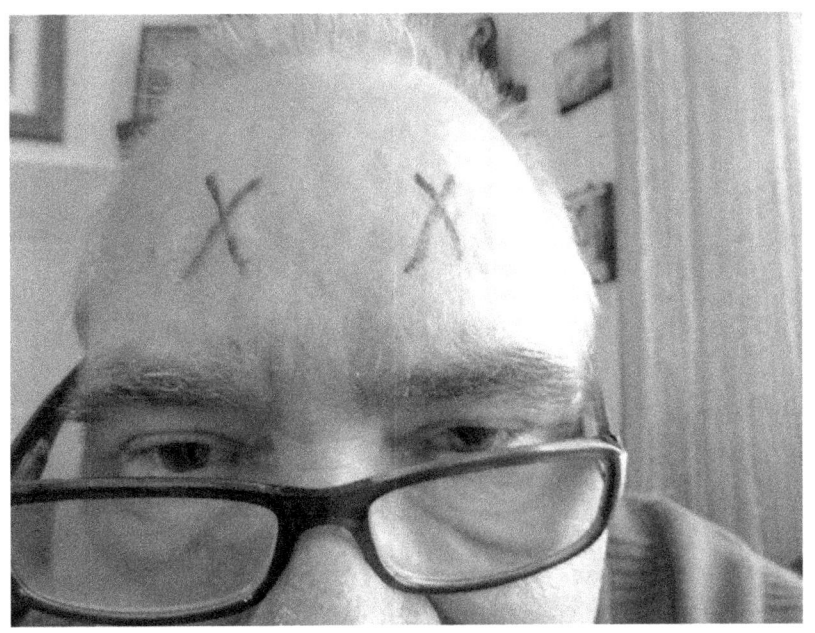

3. Punto riflesso per le orecchie

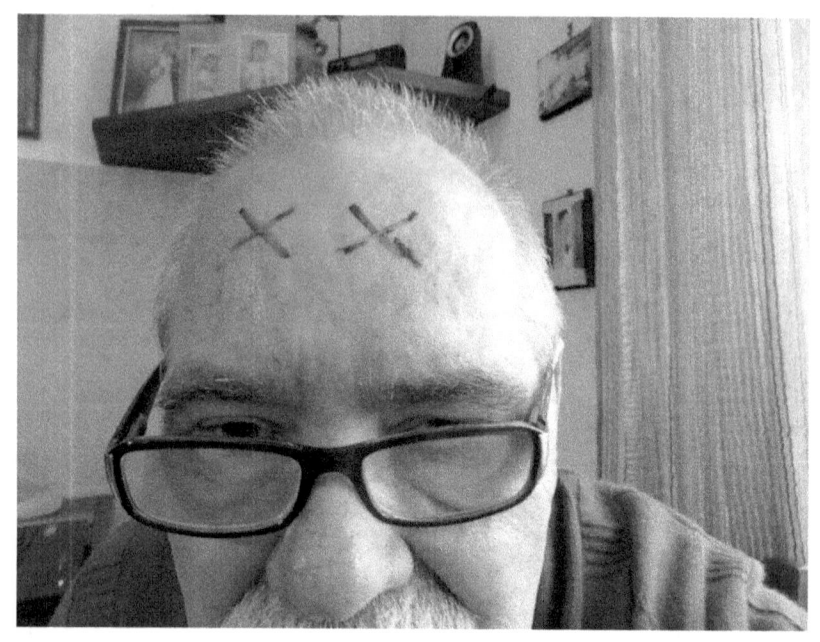

4. Punto riflesso sugli occhi

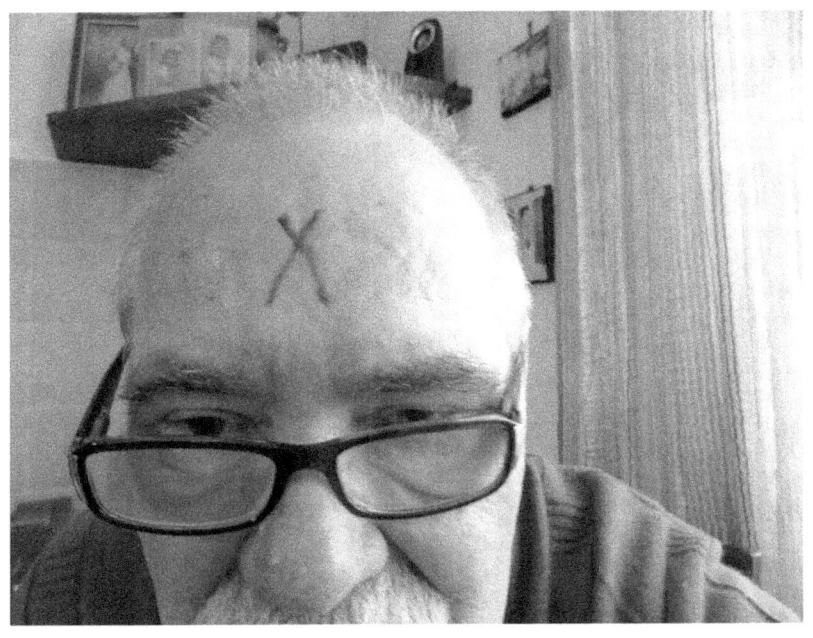

5. Punto riflesso per il naso

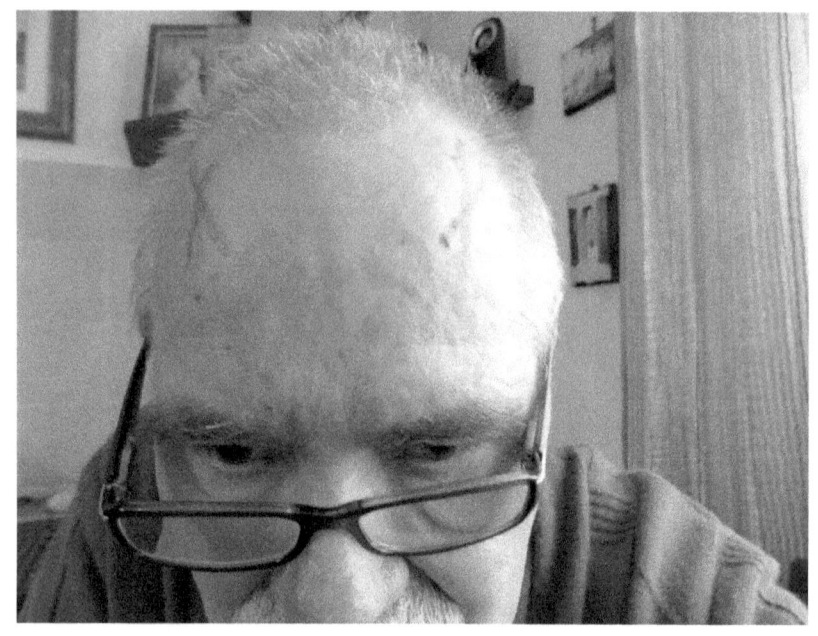

6. Punto riflesso per le mani e gomiti

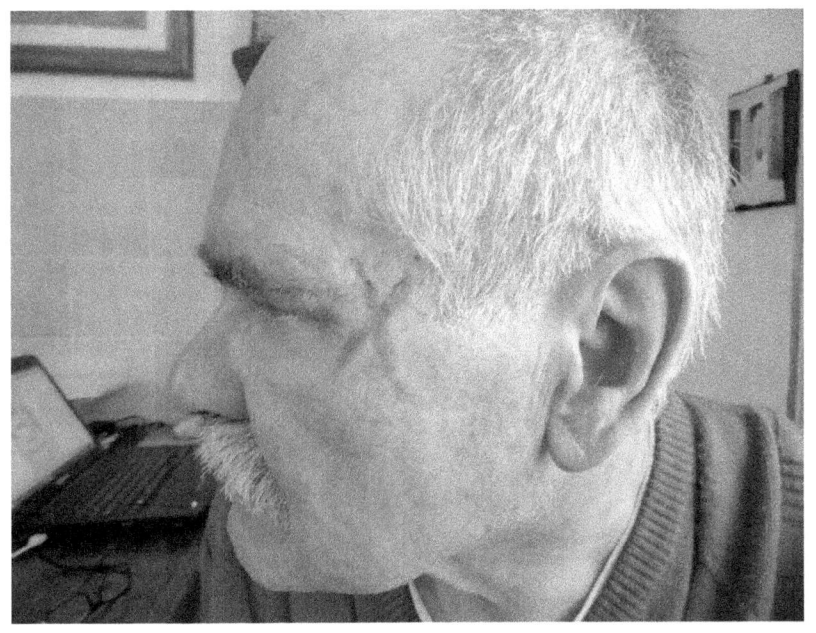

7. Punto riflesso per la zona lombare

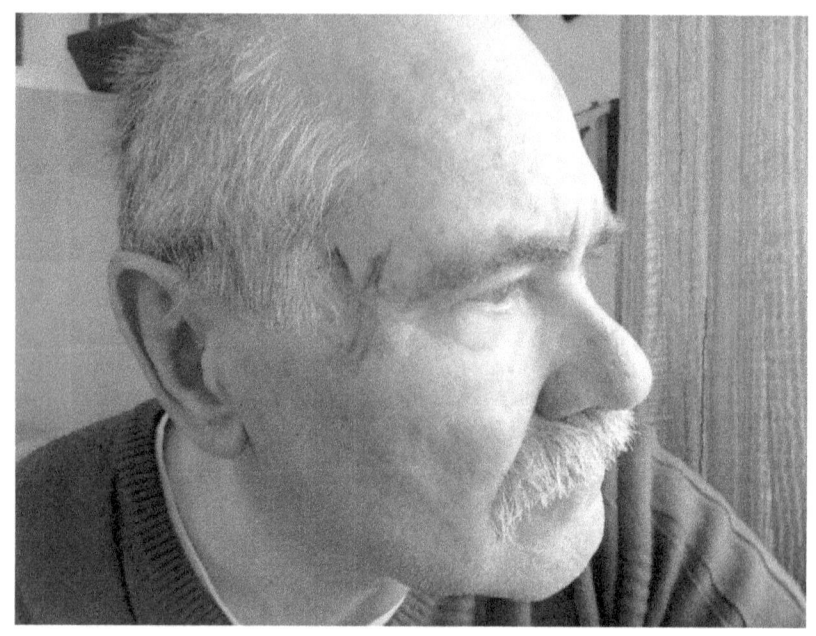

8. Punto riflesso per la zona lombare

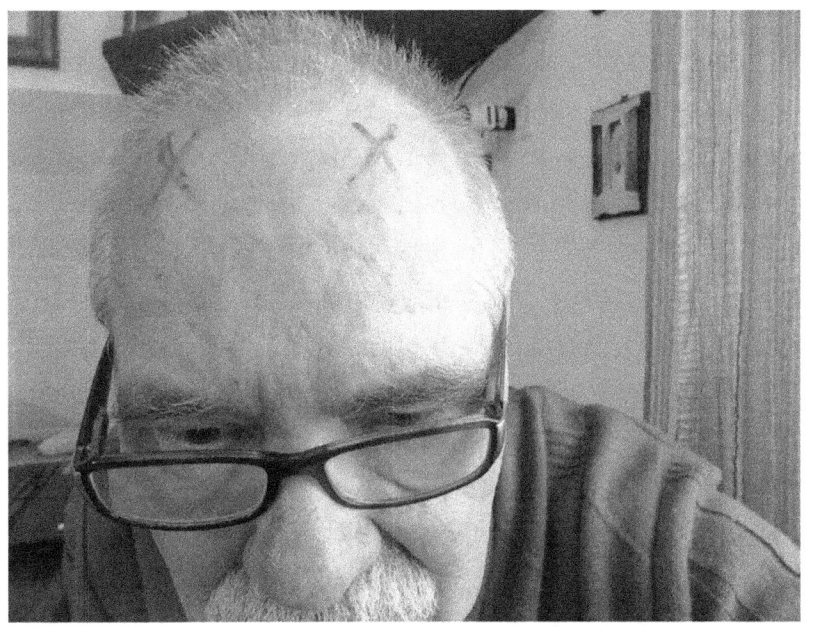

9. Punto riflesso per la spalla

Trattamento di base a piedi

Il tuo partner dovrebbe essere ben riposato e rilassato, non avere alcun sintomo in fase acuta o fastidioso, non avere febbre e non aver assunto alcun antidolorifico. Assicurati che la persona che deve subire il trattamento sia distesa o seduta comoda, e che gli abiti siano allentati intorno al corpo. Riscalda i piedi sfregandoli con i tuoi palmi. Puoi allungare e piegare la caviglia ed effettuare delle rotazioni. Questo potrebbe richiedere alcuni minuti.

Ora utilizza il tuo pollice o dito indice per trattare i punti riflessi del cervello. In altre parole, tratta l'alluce dalla punta giù fino alla radice e sui lati. Ma tutto questo non dovrebbe durare più di 2 minuti. Non trattare un'unica zona per troppo tempo.

Il passo successivo è il trattamento dei punti riflessi per la colonna vertebrale. (Vedi punto 8-11 e 45-48). Qui puoi premere più forte e trattare l'intera area dalla punta alla base e l'area circostante.

Adesso tratta i punti riflessi del plesso solare (Vedi punto 16 e 54).

Prova quindi a localizzare i punti dolenti sotto i piedi. Se hai trovato un punto, la persona che sta ricevendo il trattamento proverà la sensazione di essere entrata in contatto con dei piccoli frammenti di vetro. Il trattamento dei punti dolenti dovrebbe durare per un totale di 10 minuti.

Ed infine, un massaggio delicato sui punti del plesso solare.

Dopodiché il tuo partner dovrebbe riposare.

Consigli per la salute

Dormire molto è importante. Il corpo raccoglie nuova energia e si può rigenerare. Evita pasti abbondanti prima di andare a dormire.

Aria Fresca. Se possibile, fai una passeggiata ogni giorno. Ma non lunga. Da ½ ora a un'ora circa.

Cerca di vincere lo stress pensando positivo, conduci una vita attiva e circondati di persone che pensano positivo.

Anche un'alimentazione sana è importante. Bevi tanta acqua (fino a 10 bicchieri al giorno). Se possibile mangia ogni giorno frutta e verdura fresche. In particolare cereali come pane integrale, legumi, porridge e noci sono ricchi di carboidrati importanti.

Evita i pasti pesanti, ma comunque l'olio di oliva fa bene. Mangia quando hai fame e mastica completamente i cibi. Non fare pasti troppo abbondanti. Mangia porzioni piccole diverse volte al giorno.

Riduci, se possibili, gli eccitanti come cola, soda, caffè, zucchero, caramelle, tabacco, alcol, spezie forti, tè nero, liquirizia e specialmente il cibo da fast food.

Se possibile evita anche l'inquinamento delle zone trafficate e industriali, l'assunzione di conservanti e coloranti, l'aria viziata e gli agenti pulenti forti (usa dei guanti protettivi quando fai le pulizie).

Anche molta luce e sole sono particolarmente importanti. Ma devi fare attenzione al fattore di protezione solare.

Opzioni di trattamento

Allergia

Nota *Perlasalute*: Controllo dello stress ed alimentazione sana. *Trattamento Base* focalizzato sulle ghiandole surrenali (Vedi punto 18 e 56). Vitamine B5, B6, B12, magnesio, selenio e zinco.

Asma

Nota *Perlasalute*: Aria fresca e dormire tanto. *Trattamento Base* focalizzato sulle ghiandole surrenali (Vedi punto 18 e 56) e sui polmoni (Vedi punto 13 e 50). Vitamine A, C, E e magnesio, selenio, rame.

Pressione sanguigna elevata

Nota *Perlasalute*: alimentazione Vegana, controllo dello stress, dormire tanto e non troppo sale. *Trattamento Base* ponendo particolare attenzione su cuore (Vedi punto 15) e reni (Vedi punto 19 e 57). Vitamine E, C e magnesio, aglio.

Costipazione

Nota *Perlasalute*: Molto esercizio e dieta ricca di fibre. *Trattamento Base* focalizzato sugli organi digestivi, in particolare sul colon (Vedi punto 22-25 e 59-63). Vitamina B1.

Emicrania

Nota *Perlasalute*: Tutto. *Trattamento Base* focalizzato sugli organi digestivi (Vedi punto 22-25 e 59-63). Dovrebbero essere trattati il punto riflesso del cuore (Vedi punto 15) e l'area circostante. Vitamina D, ferro, calcio e magnesio.

Sistema immunitario indebolito

Nota *Perlasalute*: Aria fresca, molta frutta e verdura, dormire a sufficienza. *Trattamento Base* completo. Trattamento del punto riflesso del cuore e dell'area (Vedi punto 15). Vitamine A, C, E, selenio e zinco.

Disturbi cardiocircolatori

Nota *Perlasalute*: Molto esercizio, dieta a basso contentuto di grassi, verdure a foglia, frutta, verdure, dormire in maniera adeguata. *Trattamento Base* focalizzato sul cuore (Vedi punto 15). Trattare il punto riflesso e l'area. Vitamine C, E, lecitina, aglio.

Vene Varicose

Nota *Perlasalute*: Tutto. *Trattamento Base:* Il programma completo. Vitamine C, E, B6, lecitina, niacina e acido folico.

Stanchezza

Nota *Perlasalute*: Soprattutto riposo adeguato. *Trattamento Base:* Il programma completo. Vitamine complesso-B, B1, B12, E, magnesio, iodio e acido folico.

Insonnia

Nota *Perlasalute*: Tutto. Evitare eccitanti e pasti pesanti prima di andare a dormire. *Trattamento Basico*: Il programma completo. Vitamina C, B1, B6.

Psoriasi

Nota *Perlasalute*: focalizzarsi su pasti vegetariani. *Trattamento Base:* Il programma completo. Vitamine A, B12, E, lecitina, zinco e acido folico.

Sindrome premestruale

Nota *Perlasalute*: focalizzarsi su tanto esercizio e sonno, pasti vegetariani. *Trattamento Base:* Il programma completo, specialmente le ghiandole endocrine (Vedi punto 31, 33, 65, 67, 69 e 71). Vitamine B6, C, D, E, acido folico e magnesio.

Problemi alla prostata

Nota *Perlasalute*: Tutto. Mangiare semi di zucca. *Trattamento Base:* Il programma completo focalizzato sulla prostata (Vedi punto 31 e 69). Vitamine Lecitina, Zinco.

Calcoli Renali

Nota *Perlasalute*: Tutto. *Trattamento Base*: il programma completo. Vitamina B6 e lecitina.

Problemi muscolari

Nota *Perlasalute*: Tutto. *Trattamento Base:* Il programma completo. Vitamina E e acido pantotenico.

Crampi muscolari

Nota *Perlasalute*: Tutto. *Trattamento Base:* Il programma completo. Vitamina E.

Ulcera gastrica

Nota *Perlasalute*: Tutto. Mastica adeguatamente durante i pasti. Concentrati sul controllo dello stress e su pasti salutari. *Trattamento Base:* Il programma completo, specialmente i punti riflessi dello stomaco (Vedi punto 17 e 55). Vitamine E, A e acido folico.

Alimenti per fegato e cistifellea

Nota *Perlasalute*: In particolare, mastica adeguatamente durante i pasti. *Trattamento Base* con particolare attenzione al fegato e agli organi digestivi (Vedi punto 52, 22-25 e 59-63). Vitamine Lecitina.

Diabete

Nota *Perlasalute*: Tutto, combinato alla dieta del tuo dottore. *Trattamento Base* con particolare attenzione al pancreas (Vedi punto 22 e 59). Vitamine C, E, magnesio e cromo.

Diarrea

Nota *Perlasalute*: pasti particolarmente piccoli e regolari (mangia riso integrale), mastica bene, molti liquidi e dieta ricca di fibre. *Trattamento Base* focalizzato sugli organi digestivi e sul fegato (Vedi punto 52, 22-25 e 59-63). Tutte le Vitamine B e acido folico.

Bassa pressione sanguigna

Nota *Perlasalute*: In particolare molto esercizio. *Trattamento Base* con particolare attenzione su cuore (Vedi punto 15) e reni (Vedi punto 19 e 57). Vitamine E, C, B5 e iodio.

Altri libri di questo autore:

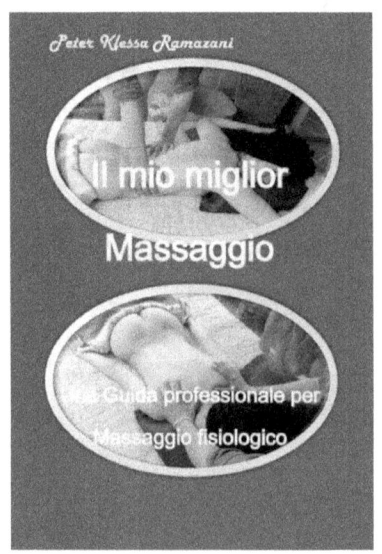

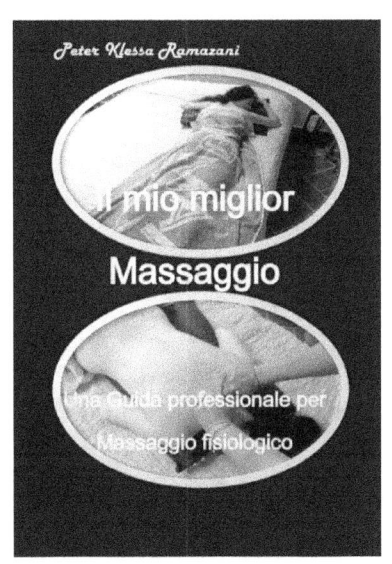

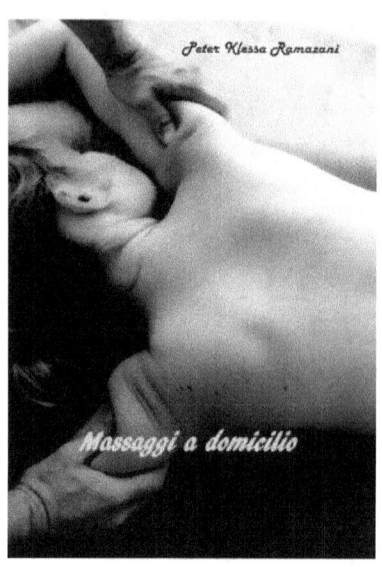

Peter Klessa Ramazani

Massaggi a domicilio

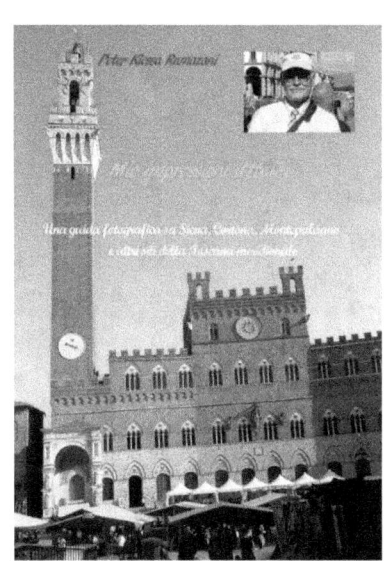

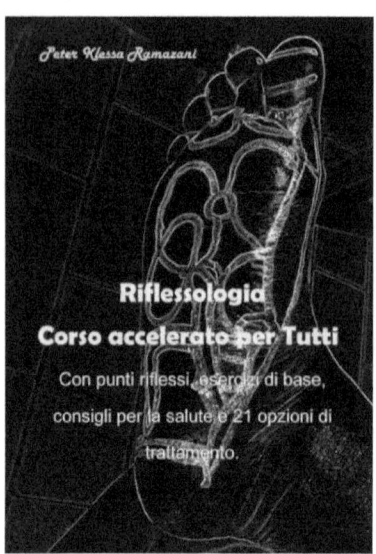

Peter Klessa Ramazani

Riflessologia
Corso accelerato per Tutti

Con punti riflessi, esercizi di base,

consigli per la salute e 21 opzioni di

trattamento.

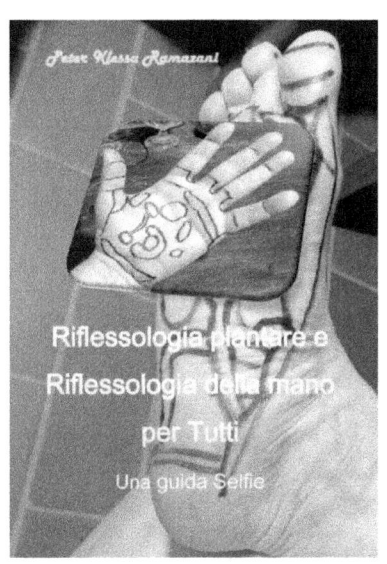

Peter Klessa Ramazani

Riflessologia plantare e
Riflessologia della mano
per Tutti

Una guida Selfie

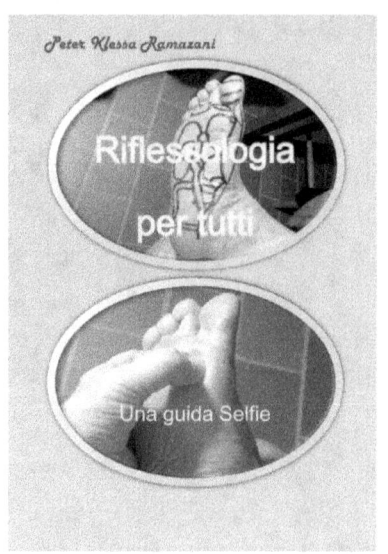

Peter Klessa Ramazani

Riflessologia

per tutti

Una guida Selfie

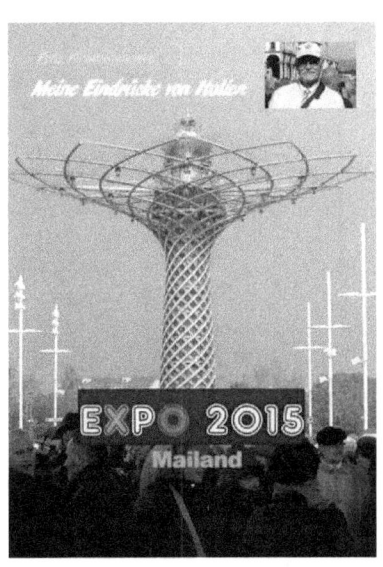

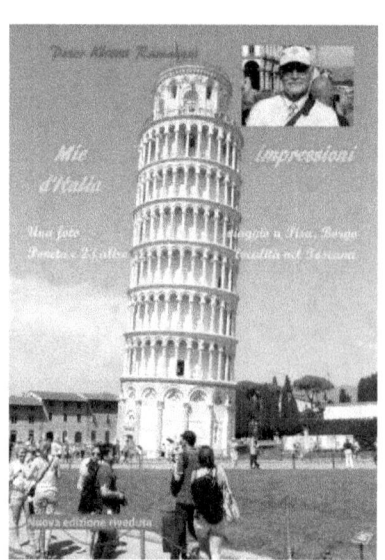

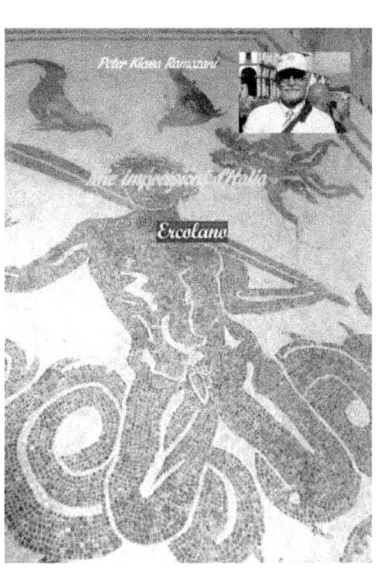

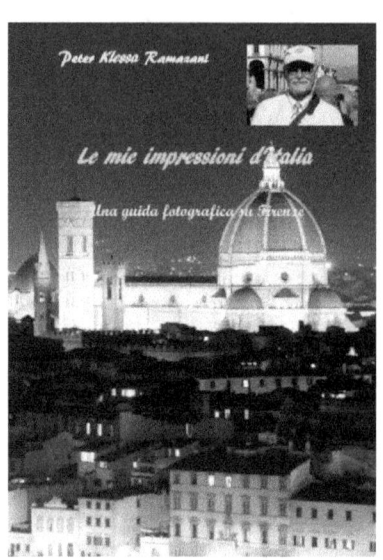

Peter Klossa Ramazani

Le mie impressioni d'Italia

Una guida fotografica per Firenze

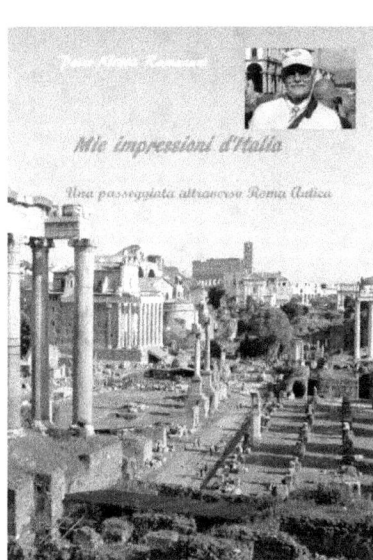

Mie impressioni d'Italia

Una passeggiata attraverso Roma Antica

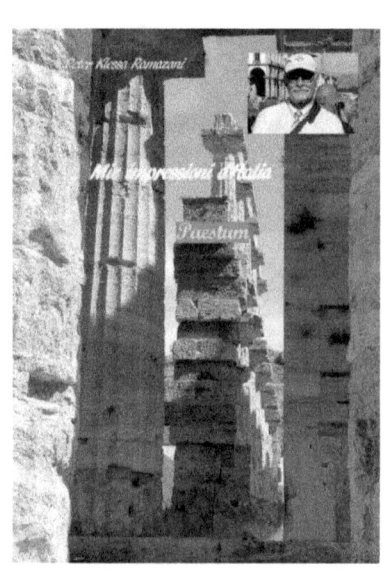

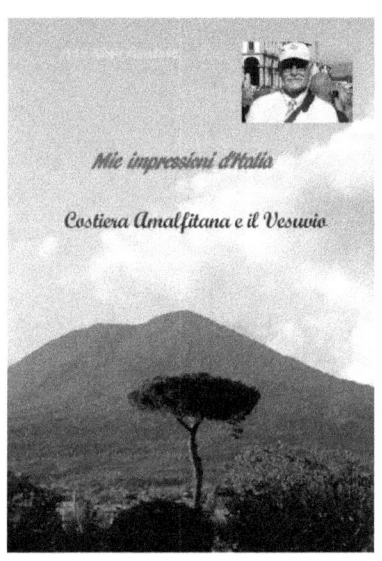

Mie impressioni d'Italia

Costiera Amalfitana e il Vesuvio